OBSTETRIQUE

OU

Cours élémentaire d'Accouchemens,

SOUS FORME DE CATÉCHISME,

A L'USAGE DES ÉLÈVES SAGES-FEMMES;

par J. Mespec,

DOCTEUR EN CHIRURGIE, ANCIEN CHIRURGIEN DE PREMIÈRE
CLASSE AUX ARMÉES, CHIRURGIEN DES PRISONS DE LA
VILLE DE PAU, MEMBRE DU COMITÉ CENTRAL
DE VACCINE, DIRECTEUR ET PROFESSEUR
THÉORIQUE ET PRATIQUE DE L'ÉCOLE
D'ACCOUCHEMENS DES
BASSES-PYRÉNÉES.

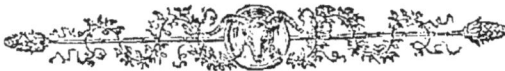

PAU,

IMPRIMERIE-LITHOGRAPHIE DE É. VIGNANCOUR.

1837.

COURS

D'ACCOUCHEMENS.

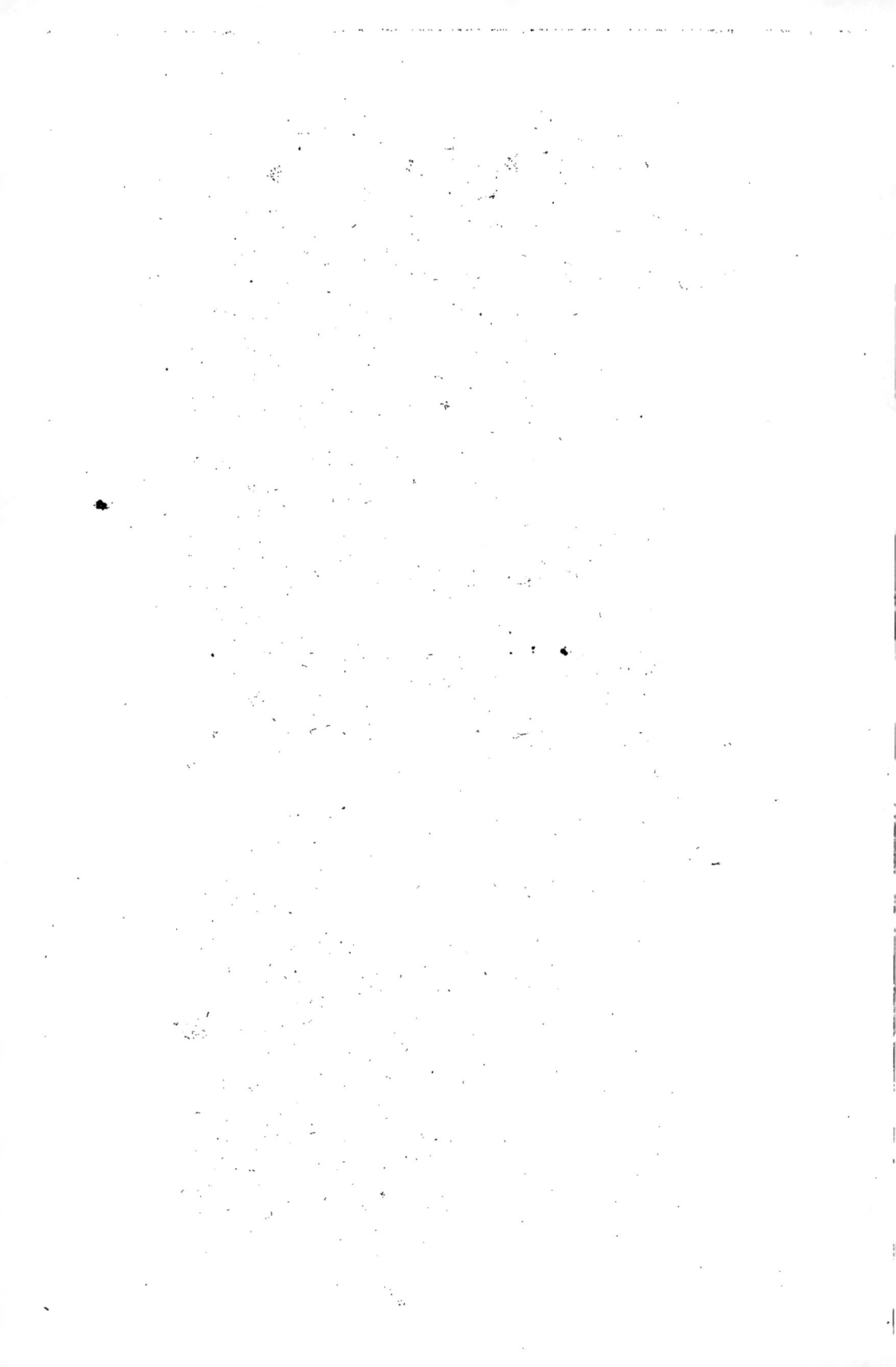

OBSTÉTRIQUE

OU

COURS ÉLÉMENTAIRE D'ACCOUCHEMENS,

SOUS FORME DE CATÉCHISME,

A L'USAGE DES ÉLÈVES SAGES-FEMMES ;

par J. Mespec,

DOCTEUR EN CHIRURGIE, ANCIEN CHIRURGIEN DE PREMIÈRE CLASSE
AUX ARMÉES, CHIRURGIEN DES PRISONS DE LA VILLE DE PAU,
MEMBRE DU COMITÉ CENTRAL DE VACCINE, DIRECTEUR ET
PROFESSEUR THÉORIQUE ET PRATIQUE DE L'ÉCOLE
D'ACCOUCHEMENS DES BASSES - PYRÉNÉES.

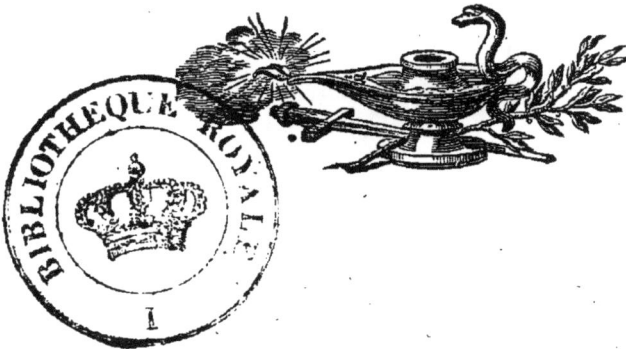

PAU,

IMPRIMERIE ET LITHOGRAPHIE DE É. VIGNANCOUR.

1837.

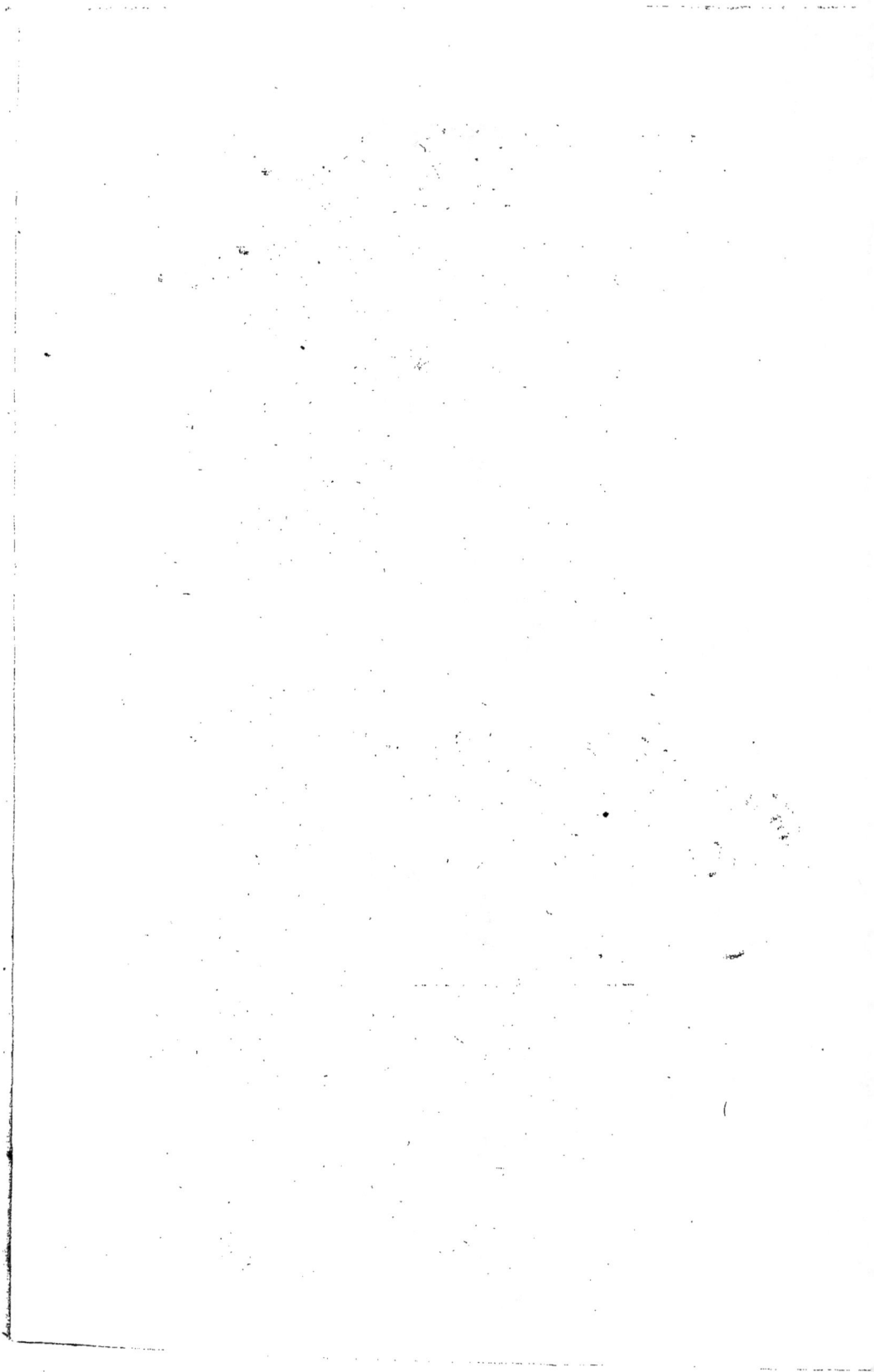

AU CONSEIL GÉNÉRAL

DU DÉPARTEMENT DES BASSES-PYRÉNÉES.

Messieurs ,

La Science médicale des Accouchemens avait disparu dès long-temps dans la plupart de nos villes et dans nos campagnes. Des femmes sans instruction s'étaient emparées impunément de cette branche de la médecine ; leur ignorance, leurs pratiques superstitieuses, leur témérité souvent meurtrière, et les erreurs de la nature qu'elles étaient incapables de corriger ou modifier, eurent des résultats déplorables que ne réprimèrent point les lois.

Ces malheurs multipliés frappèrent enfin le cœur bienfaisant de notre ancien préfet, Monsieur Leroy, digne de mémoire ; sa voix qui s'éleva contre tant d'abus de la cupidité fut entendue du Gouvernement et de vous. C'est à votre concours digne d'éloges et à son zèle qu'est due la création de la Chaire actuelle d'Accouchemens dans le chef-lieu de ce département.

Honneur vous soit rendu, Messieurs: Désormais l'administration et la justice s'entendront pour prévenir de fâcheux événemens, jusqu'ici trop nombreux, par la sévère exécution des lois médicales : nous en avons un garant dans la promesse de notre premier Magistrat, digne successeur de Monsieur Leroy. Cette institution philantropique, qui est en partie votre ouvrage, n'est peut-être point encore assez appréciée par des personnes peu attentives sur ses avantages. C'est à vous et à moi qu'il appartient d'en démontrer les bienfaits; vous, par des encouragemens, et moi, par un dévoûment qui ne se démentira point.

Votre respectueux serviteur,

MESPEC.

A MES ÉLÈVES.

-◄◦⟨⟩◦►-

MES CHÈRES ÉLÈVES,

Il existe un grand nombre d'ouvrages qui traitent des accouchemens ; plusieurs d'entre eux se recommandent soit par le nom de leurs auteurs, soit par le talent avec lequel on a développé tout ce qui a rapport à la science. Cependant, j'ai cru m'apercevoir que ces livres exigent, pour être compris, des connaissances dont une accoucheuse peut se passer. Cette considération m'a engagé à renfermer dans un cadre limité, le tableau simple de tout ce que l'on possède aujourd'hui sur la science des accouchemens.

Pour parvenir au but que je me suis proposé, et rendre mon travail aussi parfait qu'il m'a été possible de le faire, j'ai consulté les meilleurs ouvrages que j'ai pu me procurer ; j'ai ajouté aux observations des chirurgiens célèbres, qui se sont occupés de

cette matière, celles que m'a fourni une longue ex-
périence.

J'ai adopté la forme de catéchisme ; elle me semble plus méthodique ; son usage permet de classer les
idées dans l'ordre le plus convenable ; les principes
détachés les uns des autres se gravent plus facilement
dans la mémoire.

J'ai peu l'habitude d'écrire ; aussi n'ai-je pas l'am-
bition de faire un livre ; mon seul désir est de vous
rendre plus facile l'étude de la science que je suis
chargé de vous enseigner ; j'aurai atteint mon but,
si j'y parviens.

La difficulté de vous faire comprendre des mots
peu usités parmi vous et qui vous donnent une idée
de quelques figures géométriques indispensables à connaître, me font ajouter ici une planche qui contient
ces figures.

OBSTÉTRIQUE

OU

Cours élémentaire d'Accouchemens,

SOUS FORME DE CATÉCHISME,

A L'USAGE

DES ÉLÈVES SAGES-FEMMES.

PLAN.

)∞(

La Médecine est la Science qui s'occupe de l'étude de tous les maux qui affligent l'humanité : elle est si vaste et si étendue que nul ne peut la posséder toute entière.

L'*Anatomie* et la *Physiologie* forment la base fondamentale de la science médicale.

L'*Hygiène*, ou l'art de conserver la santé; la *Pathologie*, qui nous apprend à distinguer et à classer les maladies; la *Matière Médicale*, qui nous fait connaître les propriétés des substances médicinales; et la *Thérapeutique*, qui nous éclaire sur les indications à remplir pour combattre ou guérir les maladies, sont des branches qui, unies à l'Anatomie et à la Physiologie, constituent la médecine et qui, séparées de cette base, deviennent trop souvent nuisibles par leur fausse application.

Nous devons donc emprunter à chacune des branches que nous venons d'énumérer, mais nous n'en extrairons que la partie spéciale qui se rapporte à notre objet, c'est-à-dire, l'ensemble des connaissances qui ont pour but principal de favoriser le renouvellement des individus et la conservation de l'espèce.

On voit par ce qui vient d'être dit, que la science des accouchemens pourrait être divisée en autant de parties que la médecine elle-même; mais cette classification adoptée par le savant M. *Dugés*, pourrait jeter de la confusion dans l'esprit des Élèves et nous éloigner du but que nous nous sommes proposé.

Nous comprendrons donc tout notre travail dans une grande classe, et nous diviserons cette classe en trois ordres.

Le premier ordre comprendra l'*Anatomie des accouchemens*; le second, la *Physiologie*; le troisième, les accouchemens *proprement dits* ou *contre nature*.

CLASSE.

Elle se divise en trois ordres.

ORDRE I.er

ANATOMIE.

Tous les corps de la nature ont été divisés en deux grandes branches, les corps *organisés* et les corps *inorganiques* ; les premiers comprennent les animaux et les végétaux ; les seconds, les minéraux. L'organisation des végétaux étant étrangère à notre sujet, nous ne nous occuperons ici que de l'anatomie animale.

L'anatomie animale est *spéciale* quand on étudie l'organisation du cheval, du corbeau, du brochet, ou de tout autre animal ; elle est *comparée*, si l'on cherche la différence qui existe dans l'organisation des animaux entr'eux, ou de ceux-ci avec l'homme.

On divise l'anatomie de l'homme ou humaine en *générale* et *descriptive*. La première a pour objet la connaissance des *tissus simples* ou *élémentaires* qui forment nos organes. L'anatomie descriptive, nous fait connaître la forme, la direction, la position, les rapports, la structure et les propriétés physiques de chacun de nos organes.

On nomme *organe* la réunion d'un certain nombre de tissus simples, propres à remplir une fonction, tels que le foie qui sécrète la bile ; les reins, les urines ; et la matrice qui est l'organe de gestation.

Le mot *appareil* désigne l'ensemble des organes qui remplissent une grande fonction. Ainsi, la réunion ou l'ensemble des organes qui, par leur action, concourent à la digestion, à la respiration, à la circulation, à la génération, etc., etc., se nomme *appareil* digestif, respiratoire, circulatoire, générateur, etc.

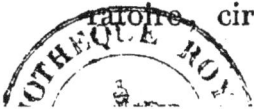

Dans cet ordre que nous divisons en parties dures et en parties molles, nous décrivons les organes qui servent à la génération, à la grossesse, à l'accouchement et à la lactation, ainsi que le produit de la conception.

ORDRE II.e

PHYSIOLOGIE.

La Physiologie est la science ou la connaissance des phénomènes de la création, de l'existence et de la destruction de l'homme.

Dans cet ordre se placent donc naturellement les divers phénomènes des organes génitaux; ceux de la grossesse et ses divisions; la description du fœtus à terme sous le rapport de l'accouchement; l'hygiène des femmes enceintes, etc.

Après nous être occupé de ces connaissances préliminaires, nous divisons les *accouchemens naturels* ou *parturition* d'après l'ordre que suit la nature.

De toutes ces divisions nous établissons *deux genres*, de chaque genre *quatre espèces*, et de chaque espèce *quatre positions* ou *variétés* seulement.

Nous rapportons les positions intermédiaires à la principale la plus près, et nous rejetons ici les positions directes comme nulles ou des exceptions.

Nous exposons ensuite avec détail le mécanisme de l'accouchement naturel (parturition), qui est la clef de toutes les manœuvres, et nous exposons aussi celui de la délivrance.

Nous expliquons encore quels soins sont dus à la mère et à l'enfant; ce que sont les lochies; la fièvre de lait; les qualités de ce fluide; celles d'une bonne nourrice; ce qu'on entend par allaitement; de quels animaux on préfère le lait quand on manque d'une nourrice; l'emmaillottement; les relevailles; le sevrage. Enfin, nous séparons d'une manière tranchée ce qui est naturel de ce qui est contre nature.

ORDRE IIIe

ACCOUCHEMENS CONTRE NATURE.

Tous les cas de cet ordre exigent, d'une manière absolue, les secours de l'art, et comme les causes sont en très-grand nombre, nous les divisons en trois groupes.

G. 1.er Il comprend tous les accidens qui peuvent arriver à la mère et à l'enfant pendant le travail de l'enfantement, et qui obligent à terminer l'accouchement, quoique la position du fœtus soit naturelle.

G. 2.e Dans ce groupe, nous réunissons tous les cas de positions vicieuses du fœtus.

G. 3.e Celui-ci embrasse tous les vices de conformation et les maladies qui peuvent s'opposer à l'accouchement naturel (1).

(1) Il est aisé de remarquer que cette division laisse à désirer, qu'elle est arbitraire comme toutes les autres, et que ces trois groupes ne sont pas tellement distincts qu'ils ne puissent se confondre. Nous l'adoptons cependant comme une des plus tranchées.

Du toucher.

Le toucher peut *seul* fixer l'accoucheur sur la nature de l'obstacle à vaincre, et lui apprendre à distinguer si l'extraction du fœtus *peut* et *doit* être pratiquée par la *main seule*, ou armée d'instrumens. Le premier cas *seul* est de la compétence des accoucheuses; mais nous leur faisons connaître *avec certitude* les principaux cas qui exigent impérieusement qu'une main habile et armée vienne à leur secours.

Nous terminerons nôtre travail par un apendice, dans lequel nous nous occuperons de l'avortement ou fausse-couche; des qualités d'une bonne accoucheuse; de la saignée; de la vaccine; de la propriété de quelques plantes usuelles; d'un petit nombre de prescriptions pharmaceutiques à l'usage de nos élèves; de la manière dont on doit ajouter au lait de la nourrice, quand il ne suffit pas; du poil; des gerçures aux mamelons, et de l'usage des pessaires.

Tel est le plan que nous nous sommes proposé pour notre travail comme pour nos leçons, et qui nous a paru plus simple, plus rationnel, et plus conforme à l'observation.

De la Science des Accouchemens

(Obstétrique.)

Demande. Qu'est-ce que la science des accouchemens? (Obstétrique)

Réponse. C'est l'étude de cette partie de la
médecine qui a pour objet, la connaissance des
parties qui servent et des phénomènes qui ont
lieu dans la grande fonction de reproduction.

D. Comment divisez-vous la science des accouchemens ?

R. Nous la divisons en une *seule classe* et en
trois ordres. L'*Anatomie*, la *Physiologie* et les
Accouchemens contre nature.

Ordre I.er — ANATOMIE.

D. Qu'est-ce que l'Anatomie?

R. C'est l'art de disséquer le corps des animaux pour connaître la structure et l'arrange-
ment des organes qui les composent.

D. Comment divise-t-on les parties anatomi-
ques qui servent à la génération , à la grossesse,
à l'accouchement et à la lactation ?

R. On les divise en parties dures et en parties molles.

CHAPITRE I.er

Des parties dures.

D. De quoi se composent les parties dures?

R. Du bassin, composé lui-même du sacrum,
du coccyx, des os des îles (coxaux) et de la
dernière vertèbre lombaire.

De l'Os Sacrum.

D. Veuillez décrire le sacrum.

R. Cet os, placé sous la colonne vertébrale au-dessus du coccyx et entre les coxaux, est pyramidal. On y reconnaît deux faces, deux bords, une base et un sommet.

Face postérieure. Elle est convexe et l'on voit au milieu une rangée d'éminences, suite de la colonne épinière, qui va se terminer par une goutière et deux cornes. Sur les côtés sont deux goutières verticales, percées par les trous sacrés postérieurs et plus en dehors des rugosités.

Face antérieure. Concave, le milieu présente des surfaces carrées et des lignes qui les séparent. Sur les côtés se voient les trous sacrés antérieurs, des goutières qui en partent et des cloisons qui les séparent.

Bords. Larges, inégaux en haut, ils s'unissent aux coxaux pour former les symphises sacro-iliaques. Ils sont minces en bas.

Base. Une surface articulaire, plus élevée en devant qu'en arrière, est placée au milieu et concourt à former l'angle sacro-vertébral ; derrière est le canal sacré, et sur les côtés et en devant des surfaces triangulaires.

Sommet. Un peu convexe, il s'unit au coccyx.

Du Coccyx.

D. Décrivez le coccyx.

R. Cet os placé au bas du sacrum a la même

fórme que ce dernier et semble en être la con-
tinuation. *La face postérieure* est convexe et a
deux cornes, *l'antérieure* est concave. *Les bords*
de cet os sont minces; *sa base* mobile et *son
sommet* pointu.

Des Os Coxaux.

D. Décrivez les os des îles (coxaux.)

R. Placés au-dessus des os des cuisses (femurs) et sur les côtés du sacrum, ces os forment les parties latérales et antérieure du bassin. Ils sont irréguliers, ont deux faces, quatre
bords, sont larges en haut et en bas, étroits
et comme tordus au milieu.

Face externe. Considérée d'avant en arrière
on y remarque le côté de l'arcade du pubis, le
trou sous-pubien, la cavité cotyloïde et la fosse
iliaque externe.

Face interne. On y voit, dans le même sens,
une surface triangulaire, l'orifice interne du trou
sous-pubien, une surface carrée, une ligne saillante arrondie, la fosse iliaque interne au-dessus
et une large surface articulaire qui s'unit au
sacrum.

Bord supérieur. Formé par la crête iliaque,
il se contourne en *s* italique et se termine aux
épines supérieures.

Bord inférieur. Coupé verticalement en haut,
il forme, par son union avec celui du côté opposé, la symphise du pubis. Au-dessous il se di-

rige en dehors et forme la moitié de l'arcade pubienne.

Bord antérieur. D'abord oblique, puis horizontal, il présente l'épine antérieure et supérieure; en dessous, une échancrure, l'épine inférieure, l'éminence iléo-pectiné, une surface triangulaire, la crête et l'épine du pubis.

Bord postérieur. Il comprend l'épine postérieure et supérieure, l'inférieure, la grande échancrure sciatique, l'épine du même nom déjetée en dedans, une coulisse et la tubérosité sciatique.

De la dernière vertèbre lombaire.

D. Veuillez décrire la dernière vertèbre lombaire.

R. Placée entre la quatrième vertèbre de son ordre et le sacrum, elle présente, comme ses analogues, sept éminences (apophises), un trou, deux lames, quatre échancrures et un corps qui seul nous intéresse ici : il a une face articulaire en bas, taillée d'avant en arrière et en haut. Par son union avec le sacrum, il forme l'angle sacro-vertébral.

De l'union des Os du Bassin.

D. Qu'est-ce que cette union ?

R. C'est le rapport des os entre eux, et qu'on nomme symphises.

D. Décrivez la symphise du pubis.

R. Formée par le contact des os pubis entre eux, elle a une synoviale en arrière, un fibro-cartilage en devant et d'autres ligamens qui la consolident. Elle a 18 à 20 lignes de hauteur et jouit d'un peu de mouvement.

D. Décrivez la symphise sacro-vertébrale.

R. Les grandes surfaces qui unissent la 5.e vertèbre lombaire et le sacrum forment cette symphise. Elles sont taillées en sens inverse d'avant en arrière, d'où résulte l'angle sacro-vertébral. Ils sont unis par un fibro-cartilage intermédiaire et beaucoup d'autres ligamens. Son mouvement est assez sensible.

D. Décrivez les symphises sacro-iliaques.

R. Ici le sacrum et les os coxaux sont réunis par des surfaces larges, inégales, réciproquement engrainées et maintenues ainsi par un fibro-cartilage intermédiaire et d'autres forts ligamens. Leurs mouvemens sont très-obscurs.

D. Décrivez l'articulation sacro-coccygienne.

R. C'est l'union du sacrum au coccyx, contenue par une capsule, une synoviale et des fibro-cartilages. Elle est mobile.

D. Décrivez l'articulation du femur avec l'os coxal.

R. C'est une tête semi-sphérique, placée dans une cavité profonde, analogue et maintenue par des ligamens qui permettent des mouvemens en tous sens.

Du Bassin en général chez l'adulte.

D. Qu'est-ce que le bassin?

R. C'est un canal osseux qui a la forme d'un cone tronqué et qui fait la base du tronc. Il est placé sous la colonne vertébrale (rachis) et au-dessus des os des cuisses. On le divise en surface externe, en surface interne, en base et en sommet.

D. Veuillez décrire la surface externe.

R. D'avant en arrière on y remarque : la symphise du pubis, le trou sous-pubien, la cavité cotyloïde, la fosse iliaque externe, les échancrures converties en trous par les grands ligamens sacro-sciatiques, des rugosités, la goutière verticale percée par les trous sacrés postérieurs, les fausses épines du sacrum et les cornes du coccyx.

D. Décrivez la surface interne.

R. Elle est séparée en partie supérieure ou grand bassin, et en partie inférieure ou petit bassin, par une espèce de cercle saillant, oblique d'arrière en avant et en bas, qu'on nomme détroit supérieur ou abdominal et dont la forme est éliptique. Ce détroit est incliné en devant de 35 à 40 degrés chez une femme debout.

Au-dessus de ce cercle est le grand bassin, où l'on remarque la dernière vertèbre lombaire en arrière, une grande échancrure en devant, l'union du sacrum aux coxaux (symphises sacro-iliaques) et les fosses iliaques internes sur les côtés.

Au-dessous de ce même cercle est le petit bassin ou excavation. On y voit la symphise pubienne où répond la vessie, l'orifice interne du trou sous-pubien, la surface carrée, l'épine sciatique déjetée en dedans, les ligamens et les trous sacro-sciatiques, les trous sacrés antérieurs et la cavité du sacrum et du coccyx.

D. Décrivez la base du bassin.

R. Dirigée en haut et en devant, la base est grandement échancrée en ce sens et est formée par la 5.e vertèbre lombaire en arrière et par les crêtes iliaques sur les côtés.

D. Décrivez le sommet du bassin.

R. Le sommet, détroit inférieur ou périneal, est dirigé en arrière et en bas. Il forme aussi une espèce de cercle incomplet, représenté sur les côtés par les tubérosités sciatiques, en arrière par la pointe du coccyx, et entre ces os par des échancrures dont les deux postérieures sont fermées par des ligamens et concourent à former les plans inclinés, tandis que la pubienne est recouverte par les parties génitales.

Des dimensions du Bassin.

D. Qu'est-ce que des dimensions ?

R. On entend par *dimensions*, l'étendue d'un corps pris en longueur, en largeur et en profondeur.

D. Décrivez les dimensions du bassin à l'extérieur.

R. Prises à l'extérieur chez une femme dans l'état naturel, le bassin a, du pubis à la chute des reins, 4 pouces de vide, 3 de plein, en tout 7 pouces. La hauteur de la crête iliaque à la tubérosité sciatique est de 7 pouces; celle de la paroi postérieure de 5 pouces et demi à 6 pouces, et l'antérieure 18 à 20 lignes au milieu.

D. Quelles sont les dimensions du grand bassin ?

R. Il a, du milieu d'une crête à l'autre, 10 pouces ; d'une épine supérieure et antérieure à l'autre 9 pouces : entre les épines inférieures et antérieures sept pouces et demi.

D. Quelles sont les dimensions du détroit supérieur ?

R. On lui reconnait quatre diamètres, 1.º un d'avant en arrière (antéro-postérieur), qui s'étend du pubis à l'angle sacro-vertébral et qui a 4 pouces; 2.º un transversal (bis-iliaque), qui va d'un côté du détroit à l'autre, il a 5 pouces; 3.º un oblique (diagonal), qui s'étend [d'une région cotyloïdienne à l'union du coxal avec le sacrum du côté opposé, il a 4 pouces et demi; 4.º un qui de la région cotyloïde va à l'angle sacro-vertébral et qui a 3 pouces 8 à 10 lignes, sa circonférence est de 13 pouces à 13 et demi.

D. Quels sont les diamètres du détroit inférieur ?

R. Ce détroit a aussi des diamètres, 1.º l'antéro-postérieur qui, du haut de l'arcade du pubis, s'étend à la pointe du coccyx; 2.º un transversal (bis-sciatique), qui va d'une tubérosité à l'autre; 3.º enfin, un oblique qui, du milieu des bords descendans de l'arcade pubienne, va au milieu des grands ligamens sacro-sciatiques opposés. Chacun de ces diamètres a 4 pouces, mais l'antéro-postérieur peut augmenter d'environ un pouce : il a aussi une circonférence de 12 à 13 pouces.

D. Reconnait-on des diamètres au petit bassin?

R. Oui, on lui en reconnait quatre. L'un s'étend du milieu de la symphise du pubis à la courbure du sacrum, il a 5 pouces. Un transversal qui, d'une surface carrée se rend à l'autre, il a 4 pouces et demi. Deux obliques, dirigés du milieu des trous sous-pubïens au milieu des ligamens sacro-sciatiques : ils ont 4 pouces et demi chacun.

D. Le bassin a-t-il d'autres dimensions ?

R. Oui, des axes.

D. Qu'est-ce qu'un axe et comment l'applique-t-on au bassin ?

R. L'axe est une ligne qui passe au milieu d'un cercle, comme le moyeu d'une voiture traverse une roue.

On conçoit un axe pour chaque détroit et un troisième pour l'excavation ; mais on les représente tous par une parallèle à la courbure du sacrum et qui passerait par le centre de ces parties.

Du Bassin frais et sec.

D. Qu'est-ce qui les distingue ?

R. Le bassin sec présente des os et des ligamens secs seulement.

Le bassin frais est entouré de parties molles et contient les organes internes de la génération, la vessie, le rectum, et une partie des intestins grêles. Les muscles psoas et iliaques diminuent les dimensions du détroit supérieur; mais il suffit de faire fléchir les cuisses pour changer cette disposition.

Des vices du Bassin.

D. Qu'entend-on par vices du bassin ?

R. Le bassin est vicié s'il a *trop* d'étendue ou *pas assez* , ce qui constitue deux espèces de vices.

D. Décrivez la première espèce ou par trop de capacité ?

R. Cette espèce qui semble devoir être heureuse entraîne ordinairement des accidens : sa forme ne change guère.

Pendant la gestation peuvent avoir lieu la chute, le renversement, l'antéversion, la retroversion (le fond de la matrice porté en avant ou en arrière), et les obliquités exagérées de ce viscère.

Pendant le travail de l'enfantement, on doit craindre la chute précipitée de la matrice, la déchirure des parties non dilatées dans un tra-

vail rapide, la projection de l'enfant sur le sol,
la déchirure du cordon ombilical, le décolement
du placenta, une hémorragie foudroyante, le
renversement de la matrice, etc., etc., tous accidens graves.

D. Décrivez la seconde espèce ou par défaut
de capacité.

R. Les causes de cette espèce sont prédisposantes, ou efficientes. Les premières sont prises
de la molesse conjeniale (de naissance) de tout
ou partie du bassin ; dans son ramolissement,
dans un vice, une chute, etc.

Les causes efficientes sont toutes les puissances qui agissent en pressant le bassin.

D. Veuillez expliquer ce mécanisme.

R. Dans la station debout, le poids du corps
est transmis par la colonne vertébrale au sacrum
qu'il tend à baisser et à courber d'avantage,
tandis que ce dernier entraîne en bas les coxaux
et que les femurs (os des cuisses) résistent, et
dirigent les régions cotyloïdiennes et pubiennes
en haut, en arrière et en dedans.

Quand on est assis ou dans toute autre position, on peut contracter des difformités qui varient de forme et de degré. Ainsi, par exemple,
on reconnait parmi ces causes, l'action des vête-
mens serrés, la compression des bras d'une nourrice peu attentive, etc., etc.

D. Quels sont les vices les plus fréquens dans
chaque partie du bassin ?

R. Dans le grand bassin, les deux aîles se

rapprochent du centre ou l'une seulement, ce qui est plus commun. Dans le premier cas, le développement de la matrice dans la grossesse est gêné, et dans le second, l'obliquité de cet organe est assurée.

Le diamètre d'avant en arrière (antéro-pos térieur) du détroit supérieur est plus souvent retréci que les obliques, et ceux-ci plus fréquemment que le transversal. (M. *Velpeau* a trouvé que les obliques le sont plus souvent que l'antéro-postérieur.)

Le détroit inférieur retréci par le rapprochement des tubérosités sciatiques, ainsi que l'arcade pubienne, peut l'être aussi par l'allongement du pubis, qu'on dit alors *barré*, comme par l'avancement de la pointe du coccyx.

L'excavation peut être retrécie dans ses diamètres par les mêmes causes, ainsi que par une exostose, la grande profondeur, le plane ou la convexité antérieure du sacrum, etc. Le bassin ne gagne pas toujours d'un côté ce qu'il perd de l'autre, et n'est pas constamment déformé.

Des effets de ces vices dans la grossesse et pendant l'accouchement.

D. Quels sont ces effets ?

R. Dans la grossesse, la matrice est gênée ou obliquée dans le grand bassin si les deux aîles se rapprochent ou l'une seulement.

Au détroit supérieur, la parturition ne peut avoir lieu ordinairement si le diamètre antéro-postérieur n'a que trois pouces et demi.

Si l'un des détroits est large et l'autre étroit, l'accouchement est rapide dans l'un et pénible dans le second.

Enfin, si l'angle que forment les axes est très-profond ou que l'excavation soit retrécie, la marche et la rotation du fœtus sont gênées et l'accouchement plus long et plus pénible.

D. Comment peut-on reconnaître ces vices?

R. Ils sont sensibles à la vue, au toucher et par le pelnimètre ou compas d'épaisseur.

CHAPITRE II.

Des Parties molles.

D. Qu'est-ce que les parties molles?

R. Ce sont les organes qui servent à la génération, à la grossesse, à l'accouchement et à la lactation. On les divise en externes et en internes. Nous y ajoutons le produit de la conception.

D. Quels sont les organes externes?

R. Ce sont le mont-de-venus, la vulve, les grandes et petites lèvres, le clitoris, le vestibule, le meat-urinaire, l'orifice du vagin, l'hymen, les carnucules-myrtiformes, la fosse naviculaire, la fourchette et le périnée.

Du Mont-de-venus.

D. Qu'est-ce que le mont-de-venus?

R. C'est une éminence placée devant le pubis et couverte de poils pour son ornement.

De la Vulve.

D. Qu'est-ce que la vulve ?

R. La vulve est une fente qui du penil s'étend au périnée.

Des Grandes Lèvres.

D. Qu'est-ce que les grandes lèvres ?

R. Ce sont deux rebords de la peau qui, du mont-de-venus vont au périnée, dont la face externe est couverte de poils ; l'interne est muqueuse et recouvre la plupart des organes génitaux, dont elle conserve la sensibilité. Elles servent à l'accouchement.

Des Petites Lèvres.

D. Décrivez les petites lèvres ou nymphes.

R. Les petites lèvres sont deux espèces de crêtes érectiles, placées entre les grandes lèvres et qui s'étendent du clitoris à l'orifice du vagin. Elles servent aussi à l'accouchement.

Du Clitoris.

D. Qu'est-ce que le clitoris ?

R. Le clitoris, siége de la volupté, est une éminence érectile qui présente un gland et un prépuce. Il est situé dans la commissure antérieure des grandes lèvres.

Du Vestibule.

D. Qu'est-ce que le vestibule?

R. Un espace entre le clitoris, l'orifice de l'urêtre et les petites lèvres. Il n'a rien de particulier.

Du Meat-urinaire.

D. Qu'est-ce que le meat-urinaire?

R. On nomme ainsi l'orifice du canal de l'urêtre. Ce canal a un pouce de long, est horizontalement situé et son orifice est placé entre le vestibule et l'orifice du vagin.

De l'orifice du vagin.

D. Décrivez l'orifice du vagin.

R. C'est une ouverture placée au-dessous du meat-urinaire. Etroite chez les vierges et plus ou moins oblitérée par la membrane hymen (fleur). Chez les femmes mariées elle est bordée par les carnucules-myrtiformes débris de l'hymen.

De la fosse naviculaire.

D. Décrivez la fosse naviculaire.

R. C'est une petite cavité placée entre l'orifice du vagin et la fourchette.

De la Fourchette.

D. Qu'est-ce que la fourchette?

R. C'est la commissure postérieure des grandes lèvres. Elle s'amincit et se déchire facilement dans l'accouchement.

Du Périnée.

D. Qu'est-ce que le périnée?

R. Long de plus d'un pouce et placé entre l'anus et la fourchette, le périnée est extensible et séparé en parties latérales par une ligne saillante nommée raphé.

Des vices des parties molles externes.

D. Quels sont ces vices?

R. Le mont-de-venus peut être trop saillant, enfoncé ou allongé par un vice du bassin.

L'accouchement et la marche (locomotion) sont gênés par l'adhérance des grandes et petites lèvres, qui peuvent aussi être trop longues. On les sépare dans un cas et on les raccourcit dans l'autre.

Le clitoris trop long excite à des passions honteuses, il faut l'amputer.

On excise le meat-urinaire ou sa valvule si celle-ci gêne le cours des urines.

Si l'orifice du vagin est oblitéré on l'incise ou excise les carnucules trop longues.

Le périnée déchiré, on en réunit les bords par des points de suture, etc.

Des parties molles internes.

D. Qu'est-ce que ces parties?

R. Ce sont le vagin, la matrice et ses ligamens, les trompes et les ovaires.

Du Vagin.

D. Veuillez décrire le vagin.

R. Le vagin est un canal musculo-membraneux, d'environ cinq pouces de long, de forme cylindroïde, très-extensible, et placé obliquement au centre de l'excavation entre la vulve et la matrice, l'urêtre, la vessie et le rectum. Le péritoine et une membrane celulo-vasculaire le recouvrent en dehors; l'intérieur est tapissé par la muqueuse qui forme l'hymen, des rides plus nombreuses et transversales en bas, moins nombreuses en haut, et deux bandes longitudinales en devant et en arrière. La partie moyenne est musculeuse; elle a des muscles constricteurs et une espèce de virole musculaire à l'entrée. Les extrémités sont obliquement coupées en devant, et la supérieure s'implante autour du col de la matrice. L'inférieure forme l'orifice du vagin dont il a été parlé : le vagin est très-extensible

De la Matrice (Utérus.)

D. Qu'est-ce que la matrice?

R. Organe de menstruation, de génération, de grossesse et d'accouchement, la matrice est située dans le petit bassin entre la vessie, le rectum et les ligamens larges; au-dessus du vagin et au-dessous de l'intestin grêle. Sa forme est celle d'une poire aplatie, resserrée vers le tiers inférieur, dont la base ou fond est en haut, et où l'on distingue une partie externe et une interne.

D. Décrivez la surface externe.

R. On y aperçoit deux faces, trois bords et trois angles. Des deux faces l'une répond à la vessie, la postérieure plus convexe au rectum. Les bords latéraux répondent aux ligamens larges et le supérieur aux intestins. Les angles séparent les bords et les deux supérieurs donnent naissance aux trompes utérines : en devant au ligament rond et en arrière au pédicule de l'ovaire. L'inférieur est embrassé par le vagin, fait saillie dans celui-ci et est divisé en deux lèvres par une fente en travers qui la fait nommer museau de tanche.

D. Décrivez la surface interne.

R. Cette surface a des parois contigües qui forment les cavités du corps et du col de la matrice. Elles sont séparées par un retrécissement nommé orifice interne. La cavité du corps est triangulaire et ne présente rien de remarquable que des follicules muqueux, l'embouchure des veines ou sinus et les orifices des trompes dans les angles supérieurs. La cavité du col est ovalaire et placée entre les deux orifices externe ou vaginal et interne : elle est triangulaire chez les mères.

D. De quoi se compose la matrice?

R. Elle est composée du péritoine en dehors, d'une muqueuse en dedans et d'une substance propre, inextricable, épaisse, grisâtre au milieu et qui devient musculaire pendant la grossesse. Elle reçoit beaucoup de nerfs et des vaisseaux de tout genre.

D. Quelles sont les dimensions de la matrice?

R. Dans l'état de vacuité la matrice a deux pouces et demi environ de hauteur; près de deux de largeur en haut; un pouce en bas; de 3 à 5 lignes d'épaisseur dans ses parois, et d'environ un pouce d'avant en arrière.

Des Ligamens larges.

D. Veuillez décrire les ligamens larges.

R. Après avoir recouvert la partie postérieure de la vessie, le péritoine se replie sur le vagin, tapisse le devant de la matrice et des vaisseaux qui s'y rendent, puis se réfléchit pour tapisser le derrière de ces organes et se porter devant le rectum, etc. Ces ligamens unis à la matrice séparent l'excavation en deux cavités, et contiennent, dans leur bord supérieur, les ligamens ronds, les trompes et les ovaires dans ce qu'on nomme aîlerons. Les autres bords se confondent avec les parties correspondantes.

Des Ligamens inférieurs.

D. Décrivez les ligamens inférieurs.

R. Ceux-ci, au nombre de quatre, placés devant et derrière la matrice ne se remarquent qu'en éloignant ce viscère de la vessie ou du rectum, et ne sont que le résultat du passage du péritoine de l'un de ces viscères sur l'autre

Des Ligamens ronds.

D. Décrivez les ligamens ronds.

R. Ce sont deux prolongemens de la substance propre de la matrice, contenus dans les ailerons antérieurs des ligamens larges, et qui vont, à travers l'anneau inguinal, se perdre aux aines et aux cuisses. Tous ces ligamens soutiennent la matrice à sa place sans l'y fixer.

Des Trompes de Fallopes (utérines).

D. Faites-nous connaître les trompes.

R. Ce sont deux conduits vermiformes qui, des angles supérieurs de la matrice, vont se terminer aux ovaires où une des franges de leur pavillon s'insére. Elles sont logées dans l'aileron moyen, ont la structure de la matrice et ont de quatre à cinq pouces de longueur. Elles transmettent l'ovule dans l'utérus.

Des Ovaires.

D. Qu'est-ce que les ovaires ?

R. Deux petits corps ovoïdes applatis, placés dans les ailerons postérieurs, continus à la matrice par des ligamens intermédiaires propres, d'un pouce de longueur. Ils contiennent de 15 à 20 œufs, dont les extérieurs sont les plus gros.

Des vices des parties génitales internes.

D. Qu'est-ce que ces vices ?

R. Le vagin peut être obstrué, son orifice

obliteré, dévié et s'ouvrir dans la vessie ou le rectum, et ses caroncules être trop longues. On se conduit selon les cas.

Les ligamens relâchés ou tiraillés par des manœuvres inconsidérées, etc., se réparent difficilement et sont une source d'infirmités.

Si la matrice est obliterée ou qu'elle manque ainsi que le vagin, les trompes, ou les ovaires, la génération est impossible. Un grand nombre de maladies peuvent atteindre cet organe.

Des organes d'expulsion.

D. La matrice expulse-t-elle seule le fœtus?

R. Oui, elle suffit à cette expulsion, mais elle est ordinairement aidée par d'autres puissances.

D. Faites-nous connaître ces puissances.

R. Quoique dans le travail de l'enfantement tous les organes soient en action, il en est qui y aident plus spécialement.

D. Veuillez indiquer ces organes.

R. Ce sont les muscles qui forment les parois latérales, antérieure et supérieure du ventre. Ceux en devant et par côté sont les muscles qu'on nomme abdominaux; ils sont au nombre de dix, cinq de chaque côté, trois larges et deux longs.

D. Donnez-nous une idée des muscles larges.

R. Par la réunion de leurs bords internes, les muscles larges forment une espèce de ruban plus large en haut qu'en bas et qu'on nomme ligne blanche. Elle s'étend du sternum au pubis et est percée au milieu par l'anneau ombilical.

Ces muscles dont l'externe a reçu le nom de *grand oblique*, le moyen de *petit oblique* et l'interne de *transverse*, ont la forme quadrilatère et s'étendent de la ligne blanche aux vertèbres lombaires et au sacrum, puis du bas des côtes et du sternum aux crêtes iliaques et aux pubis.

Entre la crête iliaque et l'épine du pubis, le muscle grand oblique forme le ligament de fallope, et l'arcade crurale sous laquelle passent les muscles psoas et iliaque réunis, des vaisseaux, des nerfs et quelquefois des viscères qui y forment hernie.

Un peu avant d'arriver au pubis, ce même muscle forme l'anneau inguinal par où passe le ligament rond de la matrice, et par fois il s'y forme aussi hernie. Ils sont composés d'aponevroses et de fibres charnues tellement disposées, qu'on ne pourrait les traverser avec une aiguille, dans un point de leur étendue, sans blesser l'un et l'autre.

D. Décrivez succintement les muscles longs.

R. Ce sont les droits et les pyramidaux. Les premiers s'étendent du sternum et des trois dernières côtes vraies aux pubis, et sont logés, presque en entier, dans une gaine fournie par les aponevroses des muscles larges réunis, qui vont former la ligne blanche dans l'espace que laissent les deux muscles droits entre eux.

Les pyramidaux vont des pubis à la ligne
blanche qu'ils tendent.

D. Décrivez le diaphragme.

R. C'est une cloison musculaire qui joue un
très-grand rôle dans l'économie animale et sépare
la poitrine du ventre ; il s'implante à la partie
interne de la base de la poitrine, ainsi qu'aux
quatre dernières vertèbres lombaires. Il forme
une voute oblique en bas et en devant.

D. Quels sont les usages de tous ces muscles.

R. Leur usage est de diminuer et de resser-
rer le ventre, de contenir les viscères abdominaux, d'aider à la digestion, à la respiration,
aux excressions et à l'accouchement.

Des Organes de lactation.

D. Veuillez décrire ces organes.

R. Les mamelles placées à la partie antérieure
et un peu latérales de la poitrine sont hémis-
phériques. Petites dans l'enfance, elles croissent
rapidement à l'âge de puberté et deviennent
fermes.

Une aréole et un mamelon rosée ou brumâtre
occupent le centre où la peau est rugueuse;
tandis qu'elle est douce et fine ailleurs.

Le mamelon est érectile et percé par 15 ou
20 canaux lactifères qui viennent des réservoirs
qui sont à sa base, des lobes, des lobules et
des granulations qui forment la glande mem-
maire placée entre la peau, le muscle grand-
pectoral et dans une plus ou moins grande quan-

tité de tissu adipeux qui en détermine le volume. Des vaisseaux de tout genre et des nerfs
entrent dans leur composition.

D. Les seins peuvent-ils être viciés?

R. Oui, les mamelons peuvent manquer, être
trop gros, trop minces, trop longs, trop courts,
avoir leurs conduits oblitérés ou manquer, et
par ces vices la succion être impossible, etc.
La succion, les bouts de sein et la fiole en médecine chauffée dans l'eau, et dans le gouleau
de laquelle on place le mamelon qui s'allonge
et grossit, remédient à quelques vices; mais
rien ne détruit l'imperforation.

Les divers instrumens inventés pour extraire
le lait sont insuffisans.

CHAPITRE III.

Du produit de la Conception.

D. Qu'est-ce que ce produit?

R. C'est l'œuf, composé de membranes, du
placenta, du cordon ombilical, des eaux de
l'amnios, et, selon les temps, du germe, de
l'ambrion ou du fœtus.

D. Sur quoi base-t-on ces dernières dénomi-
nations?

R. On nomme *germe*, le produit chez qui on
ne distingue point encore d'organe *embryon*,
lorsqu'on y remarque quelque rudiment d'organe et *fœtus*, lorsque tous les organes sont distincts, ce qui arrive vers le quatrième mois. On

nomme aussi *arrièrefaix*, *secondines*, ou *dépendances du fœtus*, ce qui, avec ce dernier, constitue l'œuf.

Dès qu'il est né, le fœtus prend le nom d'*enfant*, pèse de 6 à 7 livres et a ordinairement 18 à 20 pouces de longueur.

D. Combien y a-t-il de membranes?

R. Il y en a trois. L'épichorion, le chorion et l'amnios prises de dehors en dedans.

De l'Epichorion.

D. Veuillez décrire cette membrane.

R. L'épichorion, espèce de sac sans ouverture, précède de plus de huit jours l'ovule dans la matrice qu'il tapisse, et ce dernier, en descendant, double cette membrane et s'en fait une espèce de bonet, qui l'entoure moins le point d'insertion du placenta à la matrice. La partie qui contient l'ovule et qui est en dedans se nomme *périone réfléchi*, *caduque réfléchie*, et celle qui tapisse la matrice *périone utérin*, *caduque utérine*. Ces membranes s'unissent et se confondent avec le chorion.

Du Chorion.

D. Décrivez le chorion.

R. Le chorion est l'enveloppe externe de l'ovule avant son entrée dans la matrice, et qui, rendue là, est elle-même entourée par l'épichorion, moins l'étendue du placenta que cette membrane fournit.

Le chorion répond en dehors à l'épichorion et au placenta qu'il produit et qu'il tapisse, puis au cordon ombilical, auquel il fournit une gaîne qui va se confondre avec le derme chez le fœtus : par sa face interne, il est appliqué sur l'amnios.

De l'Amnios.

D. Décrivez l'amnios.

R. L'amnios membrane interne de l'œuf est séparée du chorion pendant les deux premiers mois par les fausses eaux qui disparaissent. Comme le chorion, cette tunique se réfléchit, forme une gaîne au cordon qui se confond avec l'épiderne.

L'usage de ces membranes est d'unir l'œuf à la matrice, d'aider au développement de ce viscère, à la dilatation de son col; de contenir les eaux qu'elles secrètent, ainsi que le fœtus qu'elles protégent.

Du Placenta.

D. Qu'est-ce que le placenta?

R. C'est un corps vasculaire, spongieux, d'environ huit pouces de diamètre, plus épais au milieu qu'à son bord et placé entre la matrice et le chorion, dont il émane. Sa face utérine présente des cotyledons, la fœtale répond au chorion, et des vaisseaux nombreux s'y développent pour former la veine ombilicale.

La forme du placenta varie; il peut être simple, double ou lobé. C'est lui qui transmet le sang de la mère au fœtus par la veine ombilicale.

Du Cordon Ombilical.

D. Qu'est-ce que le cordon ombilical ?

R. C'est une espèce de corde qui unit le fœtus au placenta. Ordinairement long de 20 à 22 pouces, il varie de 2 pouces à 5 pieds. Il est formé par une veine, deux artères, un corps gélatineux, et de la double gaîne fournie par les membranes chorion et amnios.

De la Veine Ombilicale.

D. Décrivez la veine ombilicale.

R. Cette veine plus grosse que les deux artères qu'elle contourne en spirale, nait du placenta, suit le cordon, traverse l'anneau ombilical, se sépare des artères, monte vers le foie, s'y divise, et l'une des branches se rend à la veine cave inférieure sous le nom de canal veineux, tandis que l'autre branche se jete dans la scissure du foie. Elle n'a pas de valvule.

Des Artères ombilicales.

D. Veuillez décrire les artères ombilicales?

R. Ces artères au nombre de deux naissent des hypogastriques, montent obliquement sur les cotés de la vessie, traversent l'ombilic, suivent le cordon et vont se terminer au placenta.

De l'humeur de Warthon.

D. Qu'est-ce que l'humeur de Warthon?

R. C'est une espèce de gelatine semifluide

qu'on trouve dans la gaîne dont il a été parlé
et qui est fournie par les membranes.

Des Eaux de l'Amnios.

D. Qu'est-ce que les eaux de l'amnios?

R. C'est un liquide fourni par la mère et dans
lequel est plongé le fœtus. La quantité varie de
plusieurs onces à quelques livres, et ses pro-
portions sont plus grandes au commencement
qu'à la fin de la grossesse. Ordinairement lim-
pides et onctueuses, elles peuvent devenir
troubles, noires, fœtides, etc., etc.

Leurs usages sont : de faciliter l'accroissement
et les mouvemens du fœtus où il est isolé, de
le mettre à l'abri d'accidens extérieurs et de
lubrefier les parties génitales dans l'accouchement.

De l'enduit graisseux.

D. Qu'est-ce que l'enduit qu'on trouve souvent sur les nouveaux nés?

R. C'est un corps gras fourni par les follicules
séparées du fœtus.

Ordre II.ᵉ — PHYSIOLOGIE.

D. Qu'est-ce que la Physiologie?

R. La Physiologie est la science ou la connaissance des phénomènes de la création, de
l'existance et de la destruction de l'homme;
mais ici nous entendons par le mot *Physiologie*,
les phénomènes de la vie organique qui ont lieu
chez la femme dans ses fonctions de reproduction.

CHAPITRE IV.

De la Menstruation.

D. Qu'est-ce que la Menstruation?

R. C'est un écoulement de sang périodique fourni par les parties génitales internes et qui de l'âge de la puberté dure jusqu'à celui de retour. Son apparition varie selon le climat, la constitution et la manière de vivre. Dans les pays tempérés, comme la France, les menstrues commencent vers la quatorzième année et cessent de quarante à quarante-cinq ans avec ou sans autre affection maladive.

D. Quels sont les signes de leur apparition?

R. Le développement rapide du corps, des organes génitaux, des seins. Un sentiment de châleur, de pesanteur et de tiraillement dans le ventre; des lassitudes; des congestions vers la tête; des troubles dans la digestion, la circulation, la respiration, la voix. Les femmes deviennent inquiètes, craintives, etc.

D. Continuez la description des menstrues?

R. Cet écoulement précédé ou suivi de sérosités, dure ordinairement quatre à cinq jours; la quantité de sang varie de quatre à cinq onces, à une livre et plus par les causes déjà énoncées. Sa qualité est identique (semblable), selon plusieurs auteurs estimés, avec celui qu'on tire des vaisseaux, si la personne est saine et si le sang n'estagne pas dans la matrice ou le vagin; ce qui n'est pas probable. La période menstruelle répond au mois lunaire.

D. Les menstrues s'établissent-elles ou se suppriment-elles toujours favorablement?

R. Non, car si les menstrues ne s'établissent pas ou se suppriment, il y a, non seulement stérilité, mais aussi des affections plus ou moins graves. Elles peuvent être remplacées par une perte de sang qui a lieu par les ouvertures naturelles, une plaie, une ulcère, un bouton; par la diarrhée des fleurs blanches, etc. (1)

De la Fécondation.

D. Qu'entendez-vous par fécondation?

R. La faculté que l'homme communique à la femme pour sa reproduction, ou l'action qui unit les deux germes et les vivifie.

(1) En général les femmes du peuple et celles qui habitent la campagne sont peu précautionnées pendant leurs époques périodiques : elles ignorent ce que veulent dire les mots *toilette* et se *garnir*, ce qui expose leurs parties sexuelles au contact de l'air, quel que soit le temps et la saison. L'incurie de ces femmes va souvent, pendant la menstruation, jusqu'à mettre les pieds dans l'eau froide pour laver le linge et remplir d'autres devoirs de ménage. Ces mauvaises pratiques sont souvent la cause de suppressions des règles, et d'autres maladies qui se terminent d'une manière funeste.

Je recommande au zèle de mes élèves d'user de leur influence, afin de prévenir des accidens si graves et si dangereux.

De la Fécondité.

D. Qu'est-ce que la fécondité ?

R. C'est la propriété dont jouissent les femmes pour devenir mères.

De la Stérilité.

D. Qu'est-ce que la stérilité ?

R. C'est l'impossibilité de se reproduire.

De l'Hermaphrodisme.

D. Qu'est-ce qu'une hermaphrodite ?

R. C'est un être qui a la faculté de se reproduire *seul*, comme le limaçon, l'huître ; il n'en existe pas dans notre espèce.

De la Génération.

D. Qu'est-ce que la génération ?

R. C'est le résultat du rapprochement des deux sexes ou la création des germes.

De la Réproduction.

D. Explique-t-on la faculté de se reproduire ?

R. Cette faculté est un mystère pour nous malgré les travaux des *sénimistes*, des *ovaristes* et des *animaculistes*. Ce qui paraît certain, c'est que la femme sans trompe et sans ovaire est stérile ; que les deux sexes concourent à la création d'un individu et que le produit d'une union de sexes de différente espèce , donne des mulâtres ou des mulets.

De la Conception.

D. Qu'entend-on par le mot conception?

R. On entend que le germe est fécondé et fixé dans les organes générateurs.

De la Superfétation.

D. Qu'entendez-vous par superfétation ?

R. Une nouvelle conception pendant la grossesse.

Des auteurs la nient; d'autres y croient, s'il y a deux loges dans la matrice, quand le premier œuf est dans le ventre, si le coït est répété plusieurs fois dans un jour; d'autres, enfin, pensent qu'elle peut exister à toutes les époques de la grossesse.

De la Grossesse, de ses divisions, de ses signes, etc.

D. Qu'entendez-vous par grossesse?

R. C'est l'état où se trouve la femme entre la conception et l'accouchement, qui arrive ordinairement au bout de neuf mois.

D. Comment la divise-t-on?

R. En *vraie*, si la femme porte un ou plusieurs enfans; en *fausse*, si elle porte une mole, etc.

Si elle a son siége dans *la matrice*, *hors de celle-ci*, ou dans ses *parois*, on dit : que la grossesse est *utérine*, *extra-utérine*, ou *mixte*. On la dit encore *simple*, s'il n'y a qu'un enfant;

composée, s'il y en a plus d'un, et *compliquée*, si, avec l'enfant, il y a aussi une molé, un polype, etc.

D. Quels sont les signes de la grossesse de la matrice (intra-utérine)?

R. Les signes sont *rationnels* ou *sensibles*. Les rationnels se tirent des changemens du ventre, de la matrice et de l'influence sympathique de ce dernier organe sur les autres.

D. Indiquez succintement les signes rationnels.

R. Ces signes sont : la cessation des menstrues; l'augmentation du volume du ventre et de la matrice, qui peut aussi dépendre d'une maladie; l'augmentation des seins; les aberrations de l'appareil digestif, de la circulation, de la respiration et de la nutrition; comme aussi celles qui appartiennent à la vie de relation, tels que ceux de la voix, de la marche (locomotion); des facultés intellectuelles, etc., etc. Ces phénomènes pris *un à un* ne présentent aucune certitude de grossesse, puisque chacun d'eux peut être le signe d'une maladie; mais la réunion de quelques-uns de ces signes doit la faire présumer.

D. Quels sont les signes sensibles ou certains de la grossesse de matrice (utérine)?

R. Ceux-ci sont : le ballottement passif du fœtus, ses mouvemens actifs; les battemens du cœur, qui sont rapides; les battemens du placenta, qui changent de siège selon l'insertion de ce dernier, et qui sont analogues au bruit d'un soufflet. Ordinairement ces signes sont prononcés vers le milieu de la grossesse.

D. Quels moyens emploie-t-on pour reconnaître la grossesse?

R. Ces moyens sont le toucher, l'oreille simple, le stetpescope et lemétroscope.

Des Phénomènes qui se passent dans la Matrice pendant la grossesse.

D. Quels sont ces phénomènes?

R. Huit jours environ après la conception, l'ovule descend dans la cavité du corps de la matrice, s'y développe, en change la forme et la rend ovalaire. Vers le sixième mois de la grossesse la cavité du col utérin se développe à son tour par l'accroissement de l'œuf et la matrice devient sphéroïde.

D. S'y passe-t-il autre chose?

R. Oui, aussi après la conception, la matrice descend par son propre poids et le ventre s'aplatit. Elle remonte ensuite pour atteindre le détroit supérieur à trois mois, deux doigts plus haut à quatre, pour, pendant le cinquième, approcher de l'ombilic et occuper toute cette région à la fin du sixième. Au 7.e mois, la matrice entre dans la région épigastrique où elle se développe davantage pendant le 8.e mois pour descendre le 9.e, plus vite à la fin et à mesure que le travail approche.

D. Quelles sont les dimensions de la matrice
à la fin de la grossesse?

R. Cet organe qui se développe lentement
d'abord, puis avec rapidité, acquiert environ
12 pouces de hauteur, 9 pouces de largeur et
8 et demi d'avant en arrière.

D. Cette augmentation de volume de la matrice
cause-t-elle quelque changement dans cet organe?

R. On voit alors la tunique externe s'étendre
sans s'amincir; ses ligamens disparaître à peu
près; sa substance propre prendre tous les caractères du muscle; sa muqueuse devenir plus
rouge, plus sécrétable; les vaisseaux de tout
genre et les nerfs augmenter de volume.

D. Ce développement peut-il mécaniquement
produire quelques phénomènes sur d'autres
organes?

R. Oui. En montant, la matrice allonge le
vagin, élève la vessie et change la direction de
l'urêtre. Elle comprime et refoule en grossissant
les viscères abdominaux et thoraciques, presse
les vaisseaux et les nerfs de ces régions et gêne
leurs fonctions. En descendant, la matrice dégage
les fonctions qu'elle opprimait, tandis qu'elle va
presser les organes qui sont au-dessous d'elle et
en gêner l'action.

Des grossesses qui ont leur siège hors de la matrice (extra-utérines).

D. Qu'entendez-vous par grossesses extra-
utérines?

R. Celles qui ont leur siège dans les *trompes*, dans le *ventre*, dans les *ovaires* et dans les *parois de la matrice* : elles sont désignées dans l'ordre de leur fréquence.

D. Quelles en sont les causes?

R. Ce sont : la mauvaise direction et conformation des trompes, leur oblitération, leur spasme, etc., pour les deux premières espèces; la dureté de la membrane d'enveloppe pour la troisième; l'écartement des fibres de la matrice où l'œuf se place et se développe pour la quatrième espèce.

D. Quels sont les signes de ces grossesses?

R. Les mêmes que ceux indiqués dans les grossesses de la matrice, à quoi l'on doit ajouter que cet organe, quoique vide, éprouve quelques changemens, et qu'il est poussé par le fœtus en raison de son siège et de son volume.

D. Dites-nous ce qu'est l'œuf dans ces cas et ce qu'il devient?

R. L'œuf est complet moins l'épichorion et il établit des rapports avec les parties qui l'entourent. Mais de 3 à 4 mois, l'embryon meurt ordinairement par insuffisance de nourriture ou par rupture des membranes. Il se dessèche ou se putréfie pour se faire jour par les voies naturelles ou à travers les parois du ventre.

Hygiène des Femmes enceintes.

D. Qu'est-ce que l'hygiène?

R. C'est l'art de conserver la santé.

D. Comment doit-on conduire une femme enceinte ?

R. L'imagination, la sensibilité et la susceptibilité sont souvent en excès pendant la grossesse, et les femmes bien plus impressionnables que dans les temps ordinaires ; c'est pourquoi, on doit éloigner d'elles, avec soin, tout ce qui peut exciter les passions de l'âme.

D. Comment arrive-t-on à ce but ?

R. Pour y parvenir, il faut que ses alimens soient sous un petit volume, nutritifs et aisés à digérer ; ses boissons tempérées ; ses exercices modérés, journaliers et à pied ; qu'elle se couvre selon la saison ; se couche de bonne heure dans un lit pas trop mou ; que son habitation soit bien exposée, bien aérée ; que la propreté règne sur elle et autour d'elle. Il faut qu'elle prenne des bains domestiques si elle est forte, nerveuse, mais surtout au commencement et vers la fin de la grossesse.

Il faut qu'on la saigne entre le 4.e et le 5.e mois s'il y a pléthore ou congestion vers la tête, etc. ; enfin, il faut qu'elle tienne son ventre libre par des boissons laxatives, des lavemens ou des purgatifs doux.

Du Toucher.

D. Qu'entend-on par *le toucher* ?

R. C'est une opération que les accoucheurs pratiquent avec la main ou des instrumens,

pour reconnaître s'il y a grossesse, quelque affection maladive ou des vices.

D. Comment pratique-t-on le toucher ?

R. Après avoir fait vider la vessie et le dernier
intestin et placé la femme debout ou couchée,
on enduit le doigt ou la main qu'on veut introduire, d'un corps gras pour ne pas causer de
douleur. Alors l'accoucheur debout, assis ou à
genoux, selon les cas, introduit le doigt, tandis
qu'il s'aide de l'autre main placée sur le ventre.

D. Quelle est l'utilité du toucher ?

R. Le toucher est, comme on l'a dit, la bous-
sole des accoucheurs. Il fait reconnaître l'état
actuel des organes; la grossesse et ses époques;
la nature des douleurs; les périodes du travail;
la partie que présente l'enfant, ses rapports avec
la mère, sa marche dans le bassin; l'insertion
du placenta, etc.

CHAPITRE V.

Du Fœtus à terme considéré sous le rapport de l'accouchement.

D. Veuillez décrire le fœtus sous ce rapport.

R. On reconnait au fœtus, sous ce rapport,
quatre régions et deux extrémités. Les régions
sont le devant, le derrière et les côtés du corps.
Les extrémités se composent du haut de la tête
(vertex) et de la plante des pieds.

D. Qu'est-ce que la tête ?

R. La tête est un ovoïde un peu aplati en

divers sens et divisée en base non réductible, et en voute réductible par la disposition des sutures et des fontanelles.

D. Comment la divise-t-on ?

R. La base, le vertex, la face et les côtés forment cinq régions. Le menton, le haut de l'occiput et le front, les extrémités.

D. A quoi peut-on reconnaître la région antérieure du fœtus ?

R. On reconnait facilement la face, si elle n'est pas gorgée, à la petite suture coronale, aux bosses frontales, au nez, aux orbites, à la bouche, au menton, etc.

Le cou se reconnait au rétrécissement qui est entre la tête et la poitrine.

La poitrine (thorax), au sternum, aux clavicules, aux côtés et aux espaces qui les séparent.

Le ventre (abdomen) est mou et présente le nombril au milieu. Au-dessous se trouve le pubis, les parties génitales, les aînes et enfin le devant des cuisses, des jambes et des pieds.

D. Décrivez la région postérieure.

R. En haut est la région occipitale ; en descendant, la nuque, que les apophises épineuses font distinguer. Plus bas est le dos, qu'on reconnait à la colonne épinière, aux omoplates, aux côtes et aux espaces qui sont entre elles.

La région lombaire, molle sur les côtés, fait suite à la colonne épinière par le milieu, et est bornée en haut par les côtes, et en bas par le sacrum.

La région sacrée offre la suite de la colonne épinière, le coccyx, les fesses; plus bas on remarque la partie postérieure des extrémités.

D. Décrivez les régions latérales.

R. Ces régions se font remarquer à la tête par les tempes, les sutures écailleuses, les fontanelles latérales, l'oreille et la branche de la mâchoire. Le cou par le rétrécissement placé entre la tête et les épaules.

Plus bas se trouve l'épaule, le bras, les côtes et leurs intervalles, les flancs (lombes) mous, et, bornés par les côtes, les crêtes iliaques et les vertèbres lombaires.

Enfin, plus bas sont les hanches et les parties externes des membres inférieurs.

D. Décrivez les extrémités de ces régions?

R. On voit à l'extrémité supérieure ou vertex, la fontanelle antérieure, la grande suturo-coronale, la sagitale, les bosses pariétales, la fontanelle postérieure et la suture lamboïde.

A l'extrémité inférieure ou plante des pieds, on remarque la voûte, le talon et les orteils.

Des dimensions du fœtus sous le rapport de l'accouchement.

D. Faites-nous connaître celles de la tête.

R. La tête a des diamètres, des circonférences et des axes.

Le diamètre qui s'étend d'avant en arrière (occipito-frontal) à quatre pouces un quart.

Le traverse (bi - pariétal) a trois pouces et demi. Celui de haut en bas (vertical) qui, du milieu de la fontanelle antérieure va au-devant du cou, a trois pouces et demi.

Le servico-bregmatique, qui s'étend de la nuque au centre de la même fontanelle, a quatre pouces et demi.

Le bi-mastoïdien, qui se dirige d'une apophise-mastoïde à l'autre, a près de trois pouces.

Enfin, l'occipito-mentonier, qui de l'occiput va au menton, a cinq pouces un quart. On nomme ces deux points extrémités de la tête, ainsi que le front.

D. Parlez-nous des circonférences.

R. La tête en a trois dont l'une la partage en deux parties latérales ; elle a quatorze ou quinze pouces.

La seconde coupe à angle droit la première et partage la tête en parties antérieure et postérieure ; elle a de dix à onze pouces.

La troisième, passe de la protubérance occipitale externe sur la racine du nez : elle a 13 pouces 1 quart environ.

D. Qu'entendez-vous par axe de la tête ?

R. La ligne qui passe par l'angle supérieur de l'occipital et le menton.

D. Reconnaît-on d'autres diamètres ou circonférences au fœtus ?

R. Les épaules ont leur grand diamètre de 4 pouces et demi, mais la pression peut les réduire à 3 pouces.

Les hanches ont aussi 3 pouces et ne peuvent gèner la parturition.

Des Mouvemens du Fœtus.

D. Quels sont ces mouvemens?

R. La tête se fléchit, s'étend, s'incline sur les côtés et décrit un quart de rotation de chaque côté.

Le tronc se meut en tous sens; mais dans l'accouchement il suit la flexion comme la plus étendue et la plus favorable.

Les extrémités ont aussi des mouvemens en tous sens; mais dans les manœuvres, on évite l'extension et l'abduction qui pourraient devenir dangereuses.

De la situation du Fœtus dans la Matrice.

D. Faites-nous connaître cette position.

R. Elle varie tant que le volume du fœtus n'est pas en rapport avec celui des eaux, c'est-à-dire, jusqu'après le quatrième mois; mais à dater de cette époque, le fœtus est ordinairement fixé la tête en bas comme la partie la plus pesante.

Soit que la tête réponde en bas ou ailleurs, le fœtus plie sur lui-même, occupe le moins d'espace possible et forme une ovoïde (figure irrégulière d'œuf) dont les fesses et les pieds forment la grosse extrémité : la tête forme la petite.

Des rapports des diamètres du bassin de la Mère, avec ceux de la tête de l'enfant.

D. Faites-nous connaître ces rapports.

R. Les grands diamètres du bassin de la mère ont plus d'étendue que les plus grands de la tête de l'enfant, et les grands diamètres de la tête sont plus étendus que les petits du bassin.

D. Quels sont les rapports entre les diamètres du détroit supérieur avec l'inférieur ?

R. Les diamètres obliques et tranverses du détroit supérieur sont plus grands que leurs analogues du détroit inférieur. Il est vrai aussi que des diamètres d'avant en arrière des deux détroits, l'inférieur devient le plus grand dans l'accouchement parce que le coccyx est poussé en arrière.

D. Que concluez-vous de tous ces rapports ?

R. Qu'afin que la parturition puisse avoir lieu, il faut que la tête s'engage par son diamètre d'avant en arrière dans l'oblique ou le transversal du détroit supérieur, et, qu'arrivé au détroit inférieur, le même diamètre de la tête réponde à l'antéro-postérieur, d'avant en arrière, qui est le plus grand.

J'en conclus aussi que la tête, en descendant d'un détroit à l'autre, a parcouru un mouvement de rotation d'un huitième ou d'un quart de cercle.

Des fonctions fœtales.

D. Quelles sont ces fonctions ?

R. Ce sont celles de la vie organique ou de nutrition.

D. Comment se nourrit le fœtus ?

R. On a cru que les eaux de l'amnios concouraient à le nourrir, mais celui-ci ne meurt pas par leur perte et si fait bien par la compression du cordon. La respiration du fœtus n'est pas prouvée ; mais on croit généralement aujourd'hui qu'il se nourrit, d'abord, par imbibition ; puis, par la vésicule ombilicale et l'atlentoïde qui fournissent avant que le cordon n'entre en fonction, ce qui arrive vers le 2.e mois.

D. Le sang qui arrive au fœtus est-il semblable à celui que lui envoie sa mère ?

R. Non, et il est certain que le sang qui arrive au placenta y subit une modification qui le rend propre au développement du fœtus.

De la circulation du sang chez le Fœtus.

D. Décrivez cette circulation ?

R. Arrivé au placenta, le sang de la mère est absorbé par les ramifications de la veine ombilicale et porté par elle vers le foie. Là, elle se divise en deux branches, dont une, sous le nom de canal veineux, porte le sang dans la veine cave inférieure, pendant que l'autre le porte dans le foie pour aller à la même veine cave par les veines hépatiques.

D. De la veine cave où va ce sang?

R. Il suit la veine, arrive à l'oreillette droite du cœur et tout ou presque tout passe dans l'oreillette gauche à travers le trou de botal, pour descendre dans le ventricule du même côté et être poussé dans les parties supérieures du corps à travers l'aorte ascendante.

D. Que devient le sang arrivé aux parties supérieures du corps?

R. Après avoir fourni la nourriture à ces parties, le sang revient à l'oreillette droite par la veine cave supérieure, descend dans le ventricule du même côté qui le pousse dans l'artère pulmonaire divisée en trois branches. Ces branches, dont les deux sont plus petites que la troisième, divisent le sang en autant de colonnes qui vont, les petites aux poumons, tandis que la grande va se jeter dans l'aorte descendante au dessous de la crosse par le canal artériel.

D. Qu'a de commun alors l'artère aorte avec la circulation fœtale?

R. Elle descend devant et un peu à gauche de la colonne rachidienne, et arrive devant le corps de la 4.e vertèbre lombaire pour s'y diviser en deux branches qu'on nomme iliaques primitives. Ces dernières se subdivisent bientôt aussi pour former les artères iliaques externes et internes.

Les iliaques externes vont aux extrémités inférieures d'où le sang revient dans la veine cave, et les internes ou hypogastriques donnent naissance aux artères ombilicales qui montent sur les côtés de la vessie, se rapprochent, traversent l'anneau ombilical, concourent à la formatiou du cordon et vont avec ce dernier se perdre dans le placenta et y reporter le sang du fœtus.

D. Que peut-on conclure de ce mode de circulation?

R. Que, 1.º la veine ombilicale fait les fonctions d'artère; 2.º que les artères remplissent celle des veines; et 3.º que par ce mode de circulation on peut expliquer pourquoi le haut du corps, chez le fœtus, est plus développé que le bas.

D. Comment cette circulation change-t-elle de mode?

R. C'est ici que l'homme doit se prosterner devant une des grandes merveilles de la nature et admirer sòn auteur! Déjà une espèce de vie végétale ou organique se trouve épuisée, elle ne suffit plus au développement de l'homme, et, presque instantanément, un nouvel appareil nutritif vient assurer son existence future.

D. Veuillez expliquer ce phénomène.

R. Vers la fin de la grossesse quelques phénomènes préludent au grand changement. Le trou de botal et le canal artériel se retrécissent et moins de sang les parcourt, dès lors plus

de sang se dirige vers les poumons, les dilate
et les prépare à plus de développement.

D. Quels sont les autres phénomènes circulatoires qui ont lieu pendant le travail de l'enfantement ?

R. Pendant ce temps la matrice, en se con-
tractant, diminue ses diamètres et la capacité de
ses vaisseaux. La veine ombilicale reçoit moins
de sang du placenta, comprimé aussi, et le
peu qu'elle transmet alors au fœtus lui vient
des artères ombilicales, est peu nutritif, ce qui,
dans un travail prolongé, peut faire périr l'enfant.

Enfin, la circulation fœtale se continue jus-
ques à la respiration, qui la change et qui fait
que le trou de botal, le canal artériel et la
veine ombilicale s'oblitèrent.

D. Remarque t-on quelque fois d'autres phénomènes ?

R. Oui, si dans ce temps le cordon ombilical
est comprimé et que la circulation y soit inter-
rompue, le sang s'accumule dans les artères
ombilicales et, de proche en proche, dans le
cerveau, d'où suit souvent un état apoplectique.

De la circulation du sang chez l'Adulte.

D. Décrivez succintement cette circulation.

R. Le chyle et la lymphe produits de la digestion et de l'apsorbtion, vont, dans les veines
sous-clavières, se mêler au sang qu'elles contien-

nent pour arriver à l'oreillette droite du cœur
par la veine cave supérieure; la veine cave inférieure conduit dans la même cavité le sang
veineux qui vient du bas du corps.

Ce fluide passe ensuite dans le ventricule droit
qui le pousse dans les artères pulmonaires et les
poumons, où il se sanguifie par le contact de
l'air et devient artériel ou nutritif.

D. Que devient le sang artériel ainsi modifié?

R. Il est absorbé par les veines pulmonaires
pour être deversé dans l'oreillette gauche du
cœur, descendre dans le ventricule du même
côté et être lancé par celui-ci dans l'artère aorte,
et de là, dans toutes les parties du corps pour
les nourrir et être reporté au cœur par les veines.

CHAPITRE VI.

De l'Accouchement et de ses phénomènes.

D. Faites nous connaître ces phénomènes en
général ?

R. On les divise en *Temps*, c'est-à-dire, selon
l'époque et le degré de force du travail.

PREMIER TEMPS. —— (*Prodromes.*) La matrice
descend vers la fin de la grossesse, ce qui rend
les fonctions digestives circulatoires et la respiration plus aisée; son poids se fait ressentir
vers la vulve et gêne les excrétions alvines, urinaires, et la circulation dans les parties infé-

rieures du corps; les douleurs sont peu sensibles, rares; les symphises se relâchent.

2.ᵉ TEMPS. — (*Début du travail.*) Les douleurs se rapprochent et les intervalles laissent une impression pénible ; l'orifice de la matrice se dilate; le pouls augmente, ainsi que la chaleur; la sueur s'annonce; la poche se forme et s'engage dans le col utérin aminci ; le vagin se dilate ; quelquefois les troubles s'annoncent; les glaires commencent à couler.

3.ᵉ TEMPS. — Tous les phénomènes indiqués croissent ; les parois utérines ne soutiennent plus les membranes qui se rompent; les eaux s'écoulent ; la tête plonge dans l'excavation ; la rotation se fait et la tête se couronne.

4.ᵉ TEMPS. — (*Expulsion du fœtus.*) Pendant ce temps, les douleurs sont extrêmes, leur intervalle est calme; le vagin se distend et se déride ; la tête pousse le plancher du ventre ; le besoin factice d'aller du ventre se fait sentir ; l'anus s'ouvre; les parties génitales se dilatent, se dépriment et la tête se dégage ordinairement par une double douleur, et le corps suit.

5.ᵉ TEMPS. — (*Délivrance.*) Les contractions de la matrice, le décolement du placenta et sa sortie, constituent ce temps.

De chaque phénomène en particulier.

D. Qu'est-ce que la douleur et comment la divise-t-on ?

R. La douleur est une impression pénible,
désagréable, qu'on divise en *vraie* et en *fausse*,
pour s'entendre dans l'étude de cette partie de
la science médieale.

On la dit *vraie* quand elle est l'effet des contractions de la matrice où elle a son siége; la
tension du col utérin et de la poche la font
reconnaître : petites, on les nomme mouches.
La douleur dite *fausse* a son siége hors de la
matrice; mais l'une et l'autre peuvent exister
en même temps.

D. Qu'est-ce que la dilatation du col utérin
et quelles en sont les causes?

R. C'est l'ouverture du col qui se fait par
l'action de la matrice, par la poche et le passage du fœtus. Bien dilaté, le col utérin et le
vagin ne forment plus qu'un canal.

D. Qu'est-ce que la poche et comment se
forme-t-elle?

R. C'est une espèce de vessie que forment les
membranes chorion et amnios. Dilatées en bas
par l'action utérine et poussées au dehors par
les eaux qu'elles contiennent, la poche se rompt,
les eaux s'écoulent, favorisent l'action de la
matrice et la sortie du fœtus. La poche s'étend
dans la douleur et se relâche dès qu'elle a cessé,
Tous ces phénomènes se groupent et ont lieu
simultanément.

D. Qu'entendez-vous par expulsion du fœtus.

R. Que tout étant normal du côté de la mère
et de l'enfant, ce dernier, placé selon les axes

et pressé par la matrice, parcourt le canal osseux et est poussé au dehors.

D. Qu'entendez-vous par troubles pendant le travail de l'enfantement?

R. Des nausées, des vomissemens; la gêne de la respiration; l'augmentation du pouls, de la chaleur, de la sueur; les idées incohérantes, le délire, la syncope, etc., etc.

Des devoirs à remplir près d'une femme qui réclame les soins d'une accoucheuse.

D. En quoi consistent ces soins?

R. C'est, dans le doute, de s'assurer s'il y a grossesse, si elle est à terme ou le col de la matrice effacé; quel est l'état actuel des organes; si la matrice se contracte; si la situation de l'enfant est bonne ou défectueuse; si la vessie et le rectum sont vides, etc., etc.

D. Quand et comment doit-on faire placer la femme?

R. Dans les cas ordinaires, elle sera couchée vers la fin de la dilatation de l'orifice utérin, du côté opposé à l'obliquité de la matrice, s'il y en a; pendant tout le travail de l'enfantement si l'on a des craintes d'accidents; s'il y a syncope, etc. Enfin, elle sera assise, s'il y a asthme, hydropisie.

On la fera coucher sur le dos, les jambes et les cuisses écartées, demi fléchies; le siège dépassant le bord du lit et un peu élevé.

D. Quel est le régime d'une femme en travail?

R. On peut lui accorder quelques alimens lé-gers, un bouillon, de l'eau sucrée, etc. : refusés vers la fin à moins d'accident, car presque tout est rejeté.

Des accouchemens naturels, ou parturition.

D. Qu'est-ce que la parturition?

R. C'est l'accouchement naturel ou qui se fait par les seules forces de la nature.

D. Quelles sont les causes de l'accouchement à terme ?

R. Elles sont peu connues; mais on peut croire que les grands changemens qu'a subis la ma-trice, le parfait développement du fœtus et les changemens qui ont été indiqués dans les or-ganes circulatoires y concourent.

Les causes efficientes sont : les contractions de la matrice qui seules peuvent expulser le fœtus, quoique ordinairemeut aidées par les muscles abdominaux et le diaphragme. Le fœtus est toujours passif.

D. Combien reconnaissez-vous de positions au fœtus dans la parturition?

R. Quelle que soit la partie des extrémités ovoïdiennes qui se présente au centre du détroit supérieur, nous lui reconnaissons quatre po-sitions.

D. Comment distingue-t-on ces positions?

R. L'occiput dirige pour la tête ; le *sacrum* pour le siège ; les *talons* pour les pieds, et le *devant des jambes* pour les genoux.

Ainsi, par exemple, la tête est en *première position*, si l'occiput répond à la région cotyloïdienne gauche : en *seconde*, s'il répond à la même région de droite ; en *troisième*, si le même os répond à la symphise sacro-iliaque (union du sacrum à l'os coxal) du côté droit ; en *quatrième enfin*, s'il répond à la même région de gauche.

D. Ne pourrait-on pas établir d'autres positions ?

R. Sans doute, l'occiput peut répondre aux points intermédiaires, à ceux déjà indiqués ; mais nous ne séparons point ces positions de celle que caractérise le point principal le plus près. Quant aux rapports de la tête avec le reste du corps, il est clair que le ventre est dans la direction de la face en général, etc., etc.

Les rapports de la mère à l'enfant varient avec les positions.

D. Comment classez-vous la parturition d'après les parties qui se présentent ?

R. Le vertex constitue *un premier genre*, *une seule espèce* et *quatre variétés* ou *positions*. L'autre extrémité de l'ovoïde forme le *second genre, trois espèces* (le siège, les pieds et les genoux) et *chaque espèce quatre positions* ou *variétés.*

Du mécanisme dans l'accouchement naturel, ou parturition.

D. Veuillez décrire ce mécanisme dans la première position du vertex.

R. L'occiput répond à la région cotyloïdienne gauche, le front à l'union du sacrum avec l'os coxal du côté droit. Le vertex placé au-dessus du détroit supérieur, la suture sagittale suit la direction diagonale du détroit; mais la tête fléchit, change de direction par l'action de la matrice et s'engage par l'extrémité occipitale ou par la bosse pariétale.

Dès la rupture de la poche, le fœtus pressé de toutes parts descend et la tête arrive aux plans inclinés dont la partie antérieure gauche dirige l'occiput derrière le pubis, et la partie postérieure du plan incliné droit, la face dans la cavité du sacrum : c'est ce mouvement qui constitue ce qu'on nomme rotation, qui est d'un huitième de cercle et qui met en rapport les grands diamètres du vertex et du détroit inférieur.

Dans cette position la flexion de la tête augmente et la nuque se place au niveau de l'arcade pubienne. Alors la tête descend, presse le plancher du bassin en bas, dilate les parties molles pendant la douleur et remonte après qu'elle a cessé : l'action musculaire vient aider à cette dilatation lente et graduée; la tête franchit le détroit, et ordinairement une double douleur lui

fait franchir la vulve pour reprendre sa position
par une distorsion du cou.

D. Que deviennent les épaules ?

R. Elles s'engagent diagonalement aussi, traversent le détroit abdominal, arrivent aux plans
inclinés qui dirigent l'épaule gauche en arrière,
la droite en devant, et que celle-ci pivote sous
l'arcade, tandis que la gauche parcourt la cavité
du sacrum, du coccyx et du périnée, se dégage
ainsi que la droite qui se dirige en haut et
l'autre en bas pour reprendre leur position.

Le reste du tronc, dont la rotation n'est pas
constante, franchit aisément la vulve ainsi
que les extrémités.

D. Décrivez la deuxième position du vertex.

R. Dans celle-ci l'occiput répond à la région
cotyloïde du côté droit et le front à l'union du
sacrum avec le coxal gauche, etc.

MÉCANISME. Il est le même que le précédent
en sens opposé. L'épaisseur du rectum, son refoulement en bas et sa dilatation par des ma-
tières, rendent ce cas plus long et plus douloureux.

D. Décrivez la troisième position du vertex.

R. L'occiput répond à l'union du sacrum avec
le coxal du coté droit, et le front à la région
cotyloïdienne gauche.

MÉCANISME. La tête se fléchit, l'occiput plonge,
descend le long du bord droit du sacrum, arrive aux plans inclinés pour être dirigé dans la
cavité du sacrum et la face vers le pubis. Alors

la poitrine entre dans l'excavation, la tête arrive au dernier degré de flexion, la face se tourne en haut et en arrière pendant que l'occiput suit la courbure du sacrum pour se présenter par son diamètre vertical à la vulve. Dans cet état, les parties molles sont dilatées, souvent déchirées dans l'expulsion de la tête, qui roule sur la fourchette et se dégage la face en haut.

D. Décrivez la quatrième position du vertex.

R. Ici les rapports de la mère à l'enfant et le mécanisme sont les mêmes que dans la troisième position, mais en sens opposé.

Naturellement, ces deux dernières positions peuvent changer en deuxième et en première.

D. Pourquoi la parturition est-elle plus facile dans les deux premières positions que dans les autres ?

R. Parce que la poitrine entre dans l'excavation avec la tête, que le front ne remplit point l'arcade pubienne, que le coccyx n'est pas poussé en arrière ; que la direction du rachis sur la tête est oblique ; mais surtout, parce que le chemin que doit parcourir l'occiput, du détroit supérieur à la vulve, est au moins de six pouces, tandis que dans les autres il n'est que d'environ vingt lignes.

D. Que pensez-vous des cas dans lesquels l'occiput répond au pubis ou au sacrum ?

R. Que ces positions sont très-rares ; que si la tête a ses dimensions naturelles, elle est déviée par l'angle sacro-vertébral, le doigt de l'ac-

coucheuse ou qu'elle s'enclave, et que, si la tête
est petite, elle s'engage, et que la parturition a
lieu sans rotation.

Du deuxième genre, ou de la grosse extrémité de l'ovoïde.

D. Comment classez-vous cette extrémité de
l'ovoïde?

R. Du tout nous faisons un second genre,
trois espèces, et de chaque espèce quatre positions ou variétés.

D. Quelles sont les parties qui se présentent
le plus souvent?

R. D'abord, le siège, puis les pieds, et enfin
les genoux.

D. A quoi reconnait-on le siège?

R. A un corps arrondi, assez mou, séparé
en deux par un sillon où l'on trouve le coccyx,
l'anus, puis les parties génitales, les tubérosités
sciatiques dont l'une se présente souvent à l'orifice et les cuisses.

D. Décrivez la parturition dans la première
position du siège.

R. Le fœtus est doublé et le sacrum répond
à la région cotyloïdienne gauche, la partie postérieure des cuisses à droite et en arrière.

Mécanisme. Le siège s'engage diagonalement
au détroit supérieur, descend aux plans inclinés,
fait sa rotation qui conduit la hanche droite en
arrière, la gauche en devant pour pivoter sous

l'arcade pubienne, tandis que la postérieure suit la cavité du sacrum, etc., sort la première et les hanches reprennent leur position.

Le siège dégagé, les cuisses et les jambes le sont bientôt. Le tronc, les bras, les épaules s'engagent; ces dernières font leur rotation et suivent les hanches.

Enfin, la tête suit le mouvement, l'occiput roule sous l'arcade pubienne et le menton se voit le premier.

D. Décrivez la deuxième position du siège.

R. Tout se passe ici comme dans le cas précédent, mais en sens opposé.

D. Décrivez les troisième et quatrième position du siège.

R. Dans la troisième, le sacrum répond à la symphise sacro-iliaque (union de cet os avec le coxal du côté droit) de la mère; dans la quatrième, il répond au même point de gauche, etc. Ces positions changent en première et deuxième.

D. A quoi reconnait-on la seconde espèce et qu'est-ce qui la caractérise?

Les pieds indiquent cette espèce et l'angle qu'ils forment avec la jambe; le talon, la voûte et les orteils la font reconnaître facilement.

D. Veuillez décrire la parturition dans la première position des pieds.

R. Les talons répondent à la région cotyloïdienne gauche, etc.

MÉCANISME. — Les pieds placés plus bas que

le siége, s'engagent et franchissent facilement le
canal osseux. Les hanches, le tronc, les bras,
les épaules et la tête arrivent à leur tour et se
dégagent comme il a été dit pour le siège.

D. Décrivez la 2.ᵉ position des pieds.

R. Les talons répondent à la région cotyloïdienne droite, etc.

MÉCANISME. — Il est le même que le précédent, en sens opposé.

D. Décrivez les 3.ᵉ et 4.ᵉ positions des pieds.

R. Les talons répondent à l'union du sacrum
avec le coxal du côté droit (symphise-sacro-
iliaque) dans la 3.ᵉ; et au même point de
gauche, dans la 4.ᵉ

Ces deux positions et les intermédiaires se
réduisent à l'une des deux premières.

D. A quoi reconnaît-on la 3.ᵉ espèce et qu'est-
ce qui la caractérise ?

R. La présence des genoux constitue cette espèce qui n'a lieu que parce que les pieds ont
été arcboutés. Une tumeur arrondie, dure, le pli
du jarret, la jambe et la cuisse la font distinguer.

D. Décrivez la 1.ʳᵉ position des genoux.

R. La partie antérieure des jambes répond
à la région cotyloïdienne gauche, etc.

MÉCANISME. — C'est celui des pieds.

Des moyens de faciliter la parturition.

D. L'art connaît-il des moyens propres à faciliter la parturition et à prévenir des accidens ?

R. Oui, chez les sujets forts, nerveux, on emploie les relâchans tels que les fumigations émolientes, les bains, la saignée, les injections, la belle-donna, etc.

S'il y a faiblesse, inertie, suspension du travail, on donne des cordiaux, des anti-spasmodiques, le seigle ergoté, etc., selon les causes.

On la favorise encore en rompant la poche quand l'orifice-utérin est bien ouvert; en soutenant le périnée pour éviter sa déchirure; quand la tête et les épaules franchissent la vulve, en aidant la rotation verticale de la tête sous l'arcade pubienne.

De la délivrance naturelle.

D. Qu'est-ce que la délivrance et quels en sont les signes et le mécanisme?

R. La délivrance est l'expulsion du placenta et de ses dépendances par l'action de la matrice; les signes qui l'annoncent sont des douleurs de matrice ou des contractions.

MÉCANISME. La matrice presse, détache, roule et pousse le placenta au dehors par son action, par l'action des muscles abdominaux et par son poids quand il est dans le vagin. Les membranes sortent les dernières.

D. Doit-on livrer ces cas à la nature?

R. On le peut à la rigueur; mais il est prudent qu'une accoucheuse soit près de la femme en travail.

D. Si l'arrière-faix ne sort pas vite, doit-on se hâter de l'extraire?

R. Non. On doit attendre au moins un quart d'heure avant d'agir autrement qu'en frictionnant le ventre, pour exciter les contractions de la matrice et l'expulsion de l'arrière-faix. On peut aussi, et l'on doit s'assurer si la matrice se roidit et devient globuleuse, ou l'exciter pour que cela ait lieu, avant de saisir le cordon entre les doigts d'une main, pour exercer de légères tractions, pendant que deux ou trois doigts, placés le long du cordon, servent de poulie de renvoi et dégagent le placenta selon l'axe vulvaire.

CHAPITRE VII.

Des suites des Couches.

D. Que doit-on faire après la délivrance?

R. S'assurer 1.º si la matrice agit, si sa dureté laisse en sécurité ou sa mollesse dans la crainte d'une hémorragie, ce que l'on reconnait à travers les parois du ventre; 2.º savoir favoriser le dégorgement de la matrice et éviter les engorgemens des viscères abdominaux par une douce pression; 3.º après le dégorgement utérin, il faut laver les parties sexueles avec de l'eau un peu chaude, les essuyer, placer un linge chaud contre la vulve (bouchon), une compresse sur le ventre et une serviette autour du corps, après avoir mis la femme hors de l'humidité. Les seins seront couverts et mis à l'abri du froid. On place la malade dans son lit, qu'on a eu soin de réchauffer. Le bandage de corps doit être porté pendant un mois au moins.

D. Qu'entendez-vous par lochies ?

R. C'est la matière sanguine qui coule des organes génitaux internes après l'accouchement et qu'on nomme aussi vidanges.

Elles sont *sanguines* 24 ou 30 heures, *séreuses* trois ou quatre jours et *laiteuses* ou *purulentes* d'un à deux mois.

D. Qu'est-ce que des tranchées ?

R. Ce sont des douleurs de matrice causées par le séjour des caillots que cet organe expulse avec peine ou par le défaut de dégorgement de ce viscère.

La longueur du travail, la faiblesse ou l'inertie du col utérin rend les tranchées rares dans les premières couches.

De la Fièvre de Lait.

D. Décrivez la fièvre de lait.

R. Ses causes sont prises dans la répulsion des fluides qui, de la matrice, se dirigent vers les mamelles du second ou troisième jour après la délivrance.

Les signes sont : des frissons, des maux de tête (céphalalgie), d'engorgement des seins, de courbature; le pouls devient dur, élevé, fréquent; il y a gêne dans la respiration, chaleur, rougeur du visage, soif, suspension de lochies, etc.

D. Quels moyens emploie-t-on pour la guérir, et quelle est sa durée?

R. Il n'est ordinairement besoin que de boissons tièdes, délayantes, et d'embrocassions sur les seins qu'on doit tenir couverts. La fièvre se termine par la sueur, la détente, le calme et le retour des lochies après 24 ou 36 heures.

D. Comment reconnait-on qu'il y a eu part?

R. Si aux lochies et aux autres signes qu'on vient d'indiquer on ajoute la contusion des parties génitales, la déchirure de la fourchette, la largeur du vagin, celle du col de la matrice et sa déchirure; les éraillemens de la ligne blanche, les vergetures et la flaxidité du ventre, ainsi que la tumeur que forme la matrice au-dessus du pubis, on a la certitude qu'il y a eu part.

Hygiène des femmes en couches.

D. Quels soins donne-t-on dans ces cas?

R. On doit veiller à ce que l'habitation soit saine, bien exposée et bien aérée; que la femme soit tenue proprement et couchée à son aise.

Des bouillons légers, d'abord, lui seront accordés, une tisane légère, puis des potages pour arriver au régime ordinaire.

La femme qui ne nourrit point doit suivre un régime plus sévère; doit boire des tisanes qui portent aux urines (diuretiques), à la peau (diaphorétiques), telles que de l'eau de chiendent, de cerfeuil, de bourrache, de coquelicot, etc., etc. La liberté du ventre doit être entretenue par des lavemens ou des doux purgatifs.

Des Relevailles.

D. Qu'entendez-vous par le mot *relevailles* et à quelle époque doit-on les faire?

R. Se faire relever de couches est une cérémonie religieuse qui se fait à l'Eglise, lieu ordinairement vaste, froid, où les femmes sont longtemps à genoux et d'où elles emportent trop souvent des germes de maladies graves.

On évitera ces accidens en empêchant que la femme n'aille à l'église que par un beau temps; quand sa santé sera rétablie, qu'on n'aura rien à craindre des symphises ni de la matrice, et que la femme se sera un peu exercée.

Des soins qu'on doit donner à l'Enfant jusqu'au sevrage.

D. Quels sont les premiers soins?

R. De placer le dos de l'enfant vers la mère et de manière à éviter que rien n'entre dans la bouche ni le nez pour gêner la respiration, et que le cordon ne soit point tiraillé.

D. Que fait-on ensuite?

R. On coupe le cordon à cinq ou six travers de doigt de l'ombilic, après l'avoir lié en deçà dans les cas ordinaires avec un fil double, ciré ou non. Mais si l'enfant nait apoplectique, ce qu'on reconnait au défaut de mouvement et à la couleur violet foncé de la peau et du visage, on laisse couler le sang jusqu'à ce que l'enfant pleure avant de faire la ligature. S'il y avait hernie dans le cordon, ou que ce dernier fût infiltré d'eau, on devrait réduire l'un et expulser l'autre par la pression avant de lier le cordon.

L'enfant peut être très-pâle, très-faible, ce qu'on nomme anémie, syncope, asphixie, et qui tient, je crois, au défaut de sang ou de sa modification placentaire.

Alors hâtez-vous de lier le cordon si le placenta est décollé, pour réchauffer et exciter la vie, par des frictions sur la poitrine, le rachis; par des odeurs, etc. On emploira les mêmes moyens sans lier le cordon si le placenta est collé et que le sang arrive à l'enfant.

D. Est-il d'autres soins à donner à l'enfant?

R. Oui. On doit laver l'enfant avec de l'eau chaude, à laquelle on ajoute un peu de vin ou tout autre tonique, après avoir enlevé de dessus son corps une espèce de pommade qu'on délaie avec un corps gras tel que l'huile; puis on l'essuie; on roule le cordon dans un carré de linge; on le relève à gauche et on le fixe au moyen d'une ceinture de toile. Le cordon se flétrit et tombe du quatrième au sixième jour.

Emmaillottement.

D. Qu'entendez-vous par emmaillottement?

R. Emmaillotter, c'est habiller un enfant né depuis peu (1).

Une chemise fendue par derrière; une brassière (corps avec manches), un béguin, un bonnet; une lange de toile carrée (panet); un autre carré en laine (bourracette), une ceinture qui tient les carrés, une robe ou une blouse qu'on passe par-dessus le reste, voilà son vestiaire qui doit toujours laisser tous les mouvemens de l'enfant absolument libres. On soutient la tête avec un piquet, la main, etc.

Une propreté recherchée; une lumière peu vive; un bruit modéré et un air pur conviennent à l'enfant, ainsi qu'une chaleur tempérée.

D. Que pensez-vous des carrés garnis de plume dont on enveloppe les enfans?

R. Les lits de plume (catserous) en grand usage dans le Pays, doivent être proscrits, parce qu'ils échauffent trop pendant l'été, la plume

---

(1) Une coutume, dont l'origine se perd dans la nuit des temps, faisait que tous les enfans étaient condamnés, en naissant, à être billés comme une carrotte de tabac, depuis les épaules jusqu'aux pieds, afin de rendre tout mouvement du corps impossible et de les avoir bien conformés. Cette coutume, bien plus propre à produire qu'à empêcher les accidens qu'on redoute, existe encore parmi le peuple de la campagne. Espérons du progrès des lumières et du zèle de nos Élèves, que nous verrons disparaître entièrement de nos cantons une coutume aussi ancienne qu'elle est barbare et inhumaine.

fut-elle propre. En général, on n'a qu'un de ces carrés, les gens aisés en ont deux ; mais bientôt la plume s'imprégne d'excrémens, et comme on ne peut la laver, on la sèche seulement et on remet le malheureux enfant dans un atmosphère excrémentitiel qui repousse ceux qui en approchent, et ce qui est une source de maladies pour le nouveau né.

D. Comment remplacer ces lits de plume?

R. On les remplace avantageusement avec la paille d'avoine froissée, la vulve de son grain (poup); de cette plante sèche (paillole) dont on fait des matelas, etc., et qu'on lave à volonté.

D. Quels sont les autres soins?

R. Quelques heures après la délivrance et selon que la femme soit reposée, on doit présenter l'enfant à la mamelle pour qu'il suce le calostrum qui le purge et facilite la secrétion du lait.

On donnera le sein à l'enfant chaque fois qu'il en aura besoin et sans l'assujetir à des règles; mais jamais après le repas, le coït, la colère, etc.

D. La mère doit-elle nourrir?

R. Oui, si elle a du lait et si elle est de bonne constitution; mais si elle est atteinte d'un vice dartreux, syphilitique, scrophuleux, etc., son devoir est d'y renoncer.

Du choix d'une Nourrice.

D. Comment faire un bon choix?

R. En la prenant bien constituée, âgée de 20

à 35 ans; non réglée, qu'elle ait la bouche fraîche, bien pavée; les chairs fermes; les seins pas très-gros, un peu coniques, les mamelons aisés à saisir et d'où le lait coule facilement. Faites qu'elle ait des mœurs, qu'elle soit brune plutôt que blonde et jamais ou rarement rouge ou rousse. Il faut autant que possible que l'âge du lait soit celui de l'enfant.

D. A quoi reconnaît-on le bon lait ?

R. Le bel état du nourrisson le fait mieux reconnaître qu'autre chose. D'abord séreux et incolore, il devient blanc et bleuâtre pour être doux, blanc, épais et sucré à cinq ou six mois. C'est l'époque où l'on peut, en général, donner quelque aliment liquide à l'enfant.

D. Peut-on changer brusquement le régime d'une nourrice ?

R. La nourrice ne doit rien changer à sa manière de vivre, et si elle y est obligée, ce doit être par degrés. Si le lait est plus vieux que l'enfant, elle doit diminuer ses alimens ou les prendre moins nourrissans, et boire plus d'eau ou une tisane. La nourrice peut co-habiter avec son mari; mais si elle devient enceinte, elle doit donner au nourrison autre chose que son lait devenu insuffisant pour le nourrir. Elle doit éviter de donner à tèter à l'enfant après le repas ou une vive affection de l'ame.

D. Peut-on remplacer le lait d'une nourrice par celui d'un animal?

R. Oui, et l'on préfère, en général, celui de

vache coupé avec l'eau d'orge et à des propor-
tions variables, à celui de jument et d'ânesse
quoique plus analogue à celui de la femme.
Celui de chèvre convient mieux aux enfans lym-
phatiques.

Quel qu'il soit, on le donnera à la fiole, tiède,
avec un morceau d'éponge couverte de toile fine
qu'on fixe au gouleau. Le tout doit être tenu
très-proprement.

Du Sévrage.

D. Indiquez-nous les règles à suivre pour
sévrer un enfant.

R. Le sévrage peut avoir lieu, selon le cas,
du 8.e au 15.e mois : il devra être lent et durer
un mois ou plus ; les alimens qu'on donnera à
l'enfant seront graduellement augmentés ; le
ventre tenu libre.

L'enfant doit être entretenu proprement par
des bains fréquens, tempérés, qui favorisent
la dentition. Enfin, il faut favoriser le som-
meil de l'enfant, ne le *bercer jamais*, et soigner
son moral de bonne heure.

D. Doit-on exercer l'enfant à se tenir debout,
ou à marcher de bonne heure ?

R. Il faut surtout qu'on s'en abstienne et
attendre que l'enfant se décide lui-même et parte
par instinct, ce qu'il fera dès que ses os auront
acquis assez de solidité. En attendant, laissez-le
se vautrer sur le gazon, des couvertures, etc.

Ordre III.e — ACCOUCHEMENS CONTRE NATURE.

D. Qu'entend-on par accouchemens contre-nature?

R. Tous ceux dans lesquels l'art doit venir au secours de la nature, soit avec la main seule, soit armée d'instrumens.

D. Quelles en sont les causes?

R. Celles-ci sont très-nombreuses et très-variées ; c'est pourquoi nous les rengeons en trois groupes.

G. 1.er Il embrasse *tous les accidens* qui peuvent exposer la vie de la mère et celle de l'enfant pendant le travail naturel de l'enfantement.

G. 2.e Il se forme *des positions vicieuses de l'enfant*, tout étant normal d'ailleurs.

G. 3.e Il comprend *tous les vices de conformation* ; les *maladies* qui dépendent de la mère et de l'enfant, et qui s'opposent à l'accouchement naturel (1).

---

(1) Il est évident que cette division des causes de l'accouchement contre-nature ne les sépare pas tellement qu'elles ne puissent se rencontrer. Ainsi, il peut arriver qu'une hémorragie ait lieu, par exemple, pendant que la position du fœtus est défectueuse. Il est aisé de concevoir aussi qu'à ces deux causes peuvent s'en joindre d'autres, telles qu'une difformité, une maladie, etc. Du nombre de ces complications découle nécessairement la combinaison des moyens propres à combattre chacune d'elles.

D. Veuillez dire quels sont les accidens du premier groupe du côté de la mère?

R. Ce sont : l'hémorragie, les convulsions, l'inertie de la matrice et son obliquité exagérée, la syncope, l'épuisement, l'apoplexie, la strangulation du fœtus par le col utérin, une hernie étranglée, un anévrisme, une grossesse composée, etc., etc.

Hémorragie.

D. Qu'est-ce qu'une hémorragie et par où peut-elle avoir lieu ?

R. C'est une perte de sang qui met la santé ou la vie en danger. Elle peut avoir lieu par le nez, la bouche, la vulve, etc.; mais la dernière doit seule nous occuper ici.

D. Quelles en sont les causes et comment divise-t-on l'hémorragie utérine?

R. Les causes sont : tout ce qui peut décoller tout ou partie du placenta et rompre le cordon ombilical.

On la divise en externe et en interne. En celles qui ont lieu pendant la gestation, pendant le travail de l'accouchement, et après l'expulsion de l'enfant.

D. Quels en sont les signes et le pronostic?

R. Dans l'hémorragie externe le sang sort au dehors.

L'interne qui a son siège entre l'œuf et la

matrice, ou dans les membranes, selon que le placenta est décollé ou le cordon rompu, n'est guère reconnue qu'alors qu'elle est déjà grave. La tension, l'augmentation du volume de la matrice et du ventre, le poids, la douleur, la faiblesse du pouls, des éblouissemens, le tintement d'oreilles, la paleur, la sueur froide, la syncope, la décomposition des traits, etc., etc., la caractérisent; le pronostic est ordinairement grave.

D. Quels sont les moyens qu'on peut leur opposer pendant la gestation?

R. Pendant la gestation, et si l'hémorragie est légère, il suffit de faire coucher la femme sur le dos, le bassin un peu élevé, peu ou point couverte, dans un lit peu mou, loin du bruit et de la lumière : on la place dans un lieu frais; on fait vider la vessie et le rectum; on lui donne des boissons froides et acidulées, et on la saigne s'il y a pléthore. Mais la perte est-elle grande, aux moyens ci-dessus, moins la saignée, ajoutez les réfrigérans, c'est-à-dire, l'application de corps froids à la glace, tels que l'eau, l'oxicrat, la glace, etc., sur le ventre, les cuisses, les parties génitales. Les boissons à la glace, les calmens, le seigle ergoté et le tampon sont des moyens qu'on emploie avec succès dans ces cas.

D. Que lui oppose-t-on pandant le travail?

R. Pendant le travail, on emploira les moyens déjà indiqués graduellement, et l'on rompra les membranes si le doigt peut franchir l'orifice.

Quand la dilatation a lieu, il faut rompre la poche et terminer l'accouchement. Le seigle ergoté est un puissant moyen à employer dans ce cas.

Si le placenta s'insère à l'orifice utérine (ce que le toucher ou l'écoulement de sang plus grand pendant la douleur font reconnaître), on cherche le point décollé pour y passer la main sans augmenter le décollement, s'il est possible, pour aller rompre les membranes, saisir les pieds et terminer l'accouchement.

D. Quels moyens emploira-t-on après l'expulsion ou l'extraction du fœtus?

R. La plupart de ceux déjà indiqués et auxquels on doit ajouter : l'extraction du placenta; la titilation de la matrice avec la barbe d'une plume, le bout des doigts; des injections plus ou moins froides dans la matrice; la compression de l'artère aorte à travers les parois abdominales, et enfin, la transfusion du sang.

Des Convulsions.

D. Qu'est-ce que des convulsions?

R. Ce sont des contractions musculaires, douloureuses et involontaires, qui reconnaissent pour cause, pendant le travail de l'accouchement, la grande sensibilité de la femme, les douleurs utérines, la pléthore sanguine, l'hémorragie, la dilatation de la matrice et sa déchirure; les affections de l'âme; un embarras gastrique, etc.

D. Quels en sont les signes et le pronostic?

R. Quelquefois brusque, leur invasion est ordinairement précédée d'anxiété, de cephalalgie (mal de tête) et de soubresauts dans les tendons. La mobilité de la face; le grincement de dents; l'écume qui sort par la bouche et le nez; le bruyant de la respiration; les excrétions involontaires; puis l'immobilité, etc., en sont les signes qui forment un aspect hideux.

Elles ont leur durée instantanée ou de quelques jours. Le pronostic est grave, cependant on voit assez de guérisons.

D. Quels moyens oppose-t-on à ces accidens?

R. Il faut d'abord en reconnaître la cause, et saigner s'il y a pléthore ou conjestion vers la tête; purger s'il y a embarras gastrique. Donner des toniques s'il y a faiblesse, épuisement, inertie; des bains, des calmens dans l'excitation nerveuse. S'il y a une grande rigidité ou squirrhe au col utérin, il faut l'inciser; dans la grande distension de ce viscère, on perce la poche, et on termine l'accouchement si la dilatation est complète.

De l'Apoplexie.

D. Qu'est-ce que l'apoplexie et quelles en sont les causes?

R. C'est la cessation des fonctions; et les causes, tout ce qui peut réfouler le sang vers la tête.

D. Comment la reconnait-on et que doit-on lui opposer chez la femme en travail?

R. Les signes sont : la cessation de tout mouvement volontaire, de l'exercice des sens et des fonctious intellectuelles : la face est d'un violet plus ou moins foncé, etc. Le pronostic est toujours grave.

Une saignée prompte, copieuse, et plutôt au cou qu'au bras doit être pratiquée et réitérée s'il en est besoin. Si la femme ne se remet pas vite, il faut terminer l'accouchement. Le Pronostic est toujours grave, cependant on voit assez de guérisons.

Épuisement inertie, syncope.

D. Qu'oppose-t-on à l'épuisement, ou perte des forces par une maladie chronique, etc.; à l'inertie, ou inaction de la matrice; à la syncope, ou suspension de toute fonction ?

R. On leur oppose les toniques, les cordiaux, les excitans, le seigle-ergoté. On termine l'accouchement.

Obliquité exagérée, Hydropisie.

D. Que doit-on faire dans les cas d'obliquité exagérée, d'hydropisie ?

R. Il faut coucher la femme du côté opposé à l'obliquité, repousser la matrice avec une main placée sur le ventre, tandis qu'avec un ou deux doigts de l'autre on agit directement sur le col utérin.

L'hydropisie entraîne souvent l'inertie de la

matrice et des muscles abdominaux. Il faut terminer l'accouchement si les efforts de la femme sont infructueux.

Strangulation du Fœtus par la Matrice.

D. Qu'oppose-t-on au resserrement de l'orifice utérin sur le col de lenfant ?

R. Cette espèce de strangulation, plus fréquente à l'orifice interne qu'à l'externe, est ordinairement spasmodique : elle retarde, mais n'empêche guère l'accouchement. Les anti-spasmodiques en général, la bella-donna en frictions sur l'orifice et l'incision, sont les moyens que l'on met en usage.

Hernie.

D. Qu'est-ce qu'une hernie ?

R. C'est une tumeur formée par le déplacement d'une partie molle.

D. Quelles sont les indications à remplir dans les cas de hernie ?

R. De réduire et de maintenir la hernie réduite, de la soutenir pendant le travail, si elle ne peut être réduite, et de terminer l'accouchement, s'il y a étranglement.

Anévrisme.

D. Qu'est-ce qu'un anévrisme ?

R. C'est une tumeur qui a son siège dans le

cœur ou le tube artériel, et qui est formée par la dilatation de ces parties.

Dans l'anévrisme on termine l'accouchement, pour éviter la rupture et la mort.

Asthme.

D. Comment doit-on se conduire dans le cas de grande difficulté de respirer?

R. On doit terminer l'accouchement toutes les fois qu'il y a suffocation éminente, et quelle qu'en soit la cause.

Engorgement et varices des grandes lèvres.

D. Qu'oppose-t-on à ces accidens?

R. Des mouchetures font disparaître l'engorgement et les varices.

Grossesse composée.

D. Ces grossesses peuvent-elles être un accident?

R. Oui, si les enfans se présentent mal : on se conduit selon les cas.

Des ruptures de la Matrice et du Vagin.

D. Parlez-nous de ces ruptures.

R. Ordinairement mortelles, ces ruptures peuvent occuper tous les points de la matrice et

suivre toutes les directions. Celles du vagin ont
ordinairement lieu en haut et en travers.

D. Quelles en sont les causes ?

R. Les causes sont prédisposantes et déter-
minentes. Les premières sont l'obstacle au passage de l'enfant par des difformités, un squirrhe,
une exostose, l'obliquité outrée, une inflammation, une ulcération, l'amincissement des parois, etc.

Les efficientes sont les contractions utérines.

D. Quels en sont les signes ?

R. Le bruit de la déchirure, la chaleur ven-
trale, les convulsions, les sueurs froides, les
syncopes, etc., sont assez équivoques si une
grande partie de l'enfant est restée dans la
matrice. Mais si la plus grande partie de l'œuf
est passée dans le ventre, ce dernier devient
inégal ; la matrice vide, en totalité ou en partie,
revient sur elle-même et ne garde qu'un volume
relatif à ce qu'elle contient encore, ce qu'on
établit par le toucher.

D. Que pensez-vous de ces cas ?

R. Que tous sont extrêmement graves par
l'entrée des eaux de l'amnios et du placenta
dans le ventre, par l'hémorragie des artères ombilicales ; mais qu'ils ne sont pas constamment
funestes.

D. Quels sont les moyens que l'art peut opposer à des accidens si graves ?

R. S'il y a inertie utérine et qu'une partie
de l'enfant reste dans cet organe, il faut l'aller

chercher par les voies naturelles et même quand il serait passé en entier. Mais si la matrice agit, que la tête et les épaules soient passées dans le ventre, il faut pratiquer la gastrotomie ; mais si les extrémités abdominales sont passées seules, on termine l'accouchement avec le forceps.

Si le vagin est rompu et l'enfant passé dans le ventre, ramenez-le par la même voie s'il est possible, ou faites la gastrotomie.

Accidens du premier groupe du côté de l'Enfant.

D. Quels sont ces accidens ?

R. Assez souvent le cordon ombilical est entraîné par les eaux amniotiques, ou poussé par la matrice dans le vagin ou hors la vulve. Dans ces cas, le cordon peut être comprimé, d'où suit la cessation de la circulation dans le cordon et la mort du fœtus.

D. Quelles sont les indications à remplir s'il en est ainsi ?

R. De rentrer et de retenir le cordon dans la matrice s'il se peut, et si cela ne peut se faire et qu'il y ait ou non pulsation, il faut déplacer le cordon et le porter dans le lieu le plus libre du détroit supérieur.

Mais s'il en est autrement et que la dilatation du col utérin soit complète, on doit se hâter de terminer l'accouchement, le cordon fut-il froid ; car on peut espérer de sauver la vie de l'enfant

par des frictions excitantes sur le rachis, la
région du cœur, en insufflant de l'air dans la
poitrine, etc.

D. L'étendue du cordon ombilical peut-elle
causer des accidens graves?

R. Le cordon peut être court naturellement
ou long et devenir court en s'entortillant autour
du fœtus, ce qui n'empêche point l'accouchement; mais dès que la tête est dehors de graves
accidens sont à craindre; ainsi le tiraillement
et la rupture du cordon; le décollement du placenta, d'où suit une hémorragie foudroyante;
la chute, le renversement de la matrice; la
strangulation de l'enfant, l'apoplexie et la mort
peuvent en être les suites.

D. Comment empêcher ces accidens d'avoir
lieu ?

R. En portant un doigt sur le cou de l'enfant pour dégager une anse du cordon s'il l'entoure, tandis que de l'autre main on soutient
et l'on dirige la tête.

Si le cordon est naturellement court ou qu'on
ne puisse le dégager, on le coupe avec des
ciseaux à pointe-mousse, on le lie et on est à
l'abri de tout accident.

Deuxième Groupe.

D. Quelles sont les causes de ce groupe qui
exigent que l'art vienne au secours de la nature?

R. Quoique tout ici soit dans l'état naturel
chez la mère et chez l'enfant, ce dernier au lieu

de présenter l'une des extrémités de l'ovoïde au centre du bassin, montre le dos, le bras, etc., ce qui oblige à changer ces positions, puisque l'enfant ne peut sortir dans le sens où il est placé.

D. Quelles sont les causes des mauvaises positions du fœtus?

R. (*Voyez page* 99, *article des positions contre-nature.*) Les signes sont connus.

D. Quels sont les moyens de changer ces positions?

R. La main suffit ordinairement seule, comme il sera dit ailleurs.

Troisième Groupe.

D. Quelles sont les causes du troisième groupe?

R. Ces causes, dont il a été parlé ailleurs, atteignent également et la mère et l'enfant, ce sont : des vices de conformation et des maladies qui rendent la parturition impossible.

D. Quelles sont les défectuosités de l'enfant qui rendent la parturition impossible?

R. Les monstruosités qui augmentent le volume ; des tumeurs, des hydropisies.

D. Quelles sont les indications à remplir?

R. Réduire ou enlever les monstruosités et les tumeurs, et de donner issue aux eaux s'il y a hydropisie.

D. Quel est le devoir de l'accoucheuse dans ces cas difficiles ?

R. Dans tous les cas contre-nature, l'accoucheuse doit encourager la femme et la rassurer, lui éviter toute inquiétude ; et avertir les parens de ce qui *est* et de ce qui *peut arriver.*

Des signes qui indiquent que le Fœtus est vivant ou mort.

D. A quoi reconnaît-on qu'il est vivant ?

R. A la santé de la mère, au développement progressif de la matrice et du ventre, aux mouvemens du fœtus, à la rapidité des mouvemens de son cœur, à l'action ou au bruit du placenta qui ressemble à celui d'un soufflet ; à l'action de sa langue et de sa machoire, au progrès du travail ; à la tuméfaction de la partie engagée ; à la limpidité des eaux, etc. La réunion de quelques-uns de ces signes, après le quatrième mois, prouvent l'existence et la vie du fœtus.

D. L'absence de ces signes prouvent-ils la mort ?

R. Il est vrai que l'absence de ces signes n'assurent pas la mort, mais si elle a lieu, l'affaissement du ventre et des mamelles ainsi qu'une douleur de tête, une pesanteur vers la matrice, des nausées, des vomissemens, la fièvre, l'altération du visage ; des syncopes ; si les eaux sont troubles, noirâtres, fœtides ; si le méconium sort sans que le siège se présente ; si le cordon flétri est sans pulsation ; la peau flasque, ridée, que l'épiderme s'en détache, etc., on peut croire l'enfant mort. Cependant des erreurs commises exigent beaucoup de prudence de la part de l'accoucheuse.

Des Manœuvres en général.

D. Quel est le but qu'on se propose dans ces manœuvres, et quels sont les moyens d'y arriver?

R. Amener le fœtus en bonne position pour *l'abandonner à la nature*, ou *l'extraire*, tel est le but qu'on veut atteindre.

Pour y arriver, l'art emploie la *main seule* ou armée d'instrumens *mousses*, *piquans* ou *tranchans*.

D. Dans quels cas se sert-on de ces divers instrumens ?

R. La *main* suffit ordinairement si la conformation est bonne, s'il n'y a qu'accident ou mauvaise position du fœtus.

Les *lacs* servent à fixer ou à ramener un membre.

Les *crochets-mousses* servent à extraire certaines parties, comme le siège, etc.

Le *levier* redresse et entraîne une partie mal placée, comme la tête.

Le *forceps* est le plus utile de tous : il sert s'il y a inertie utérine et autres accidens, quand il y a certains degrés de rétrécissement du bassin, ou augmentation du volume du fœtus.

D. Emploie-t-on d'autres instrumens que déjà indiqués ?

7

R. Le *trocart* est utile quand, dans l'hydropisie, on doit faire la ponction.

Les *crochets-aigus*, le *tire-téte* et le *bistouri*, servent quand il faut mutiler le fœtus. Le bistouri sert aussi dans la symphyséotomie, l'opération césarienne, etc.

D. Quel est le temps favorable pour agir?

R. Dès que le col utérin est complèment dilaté, qu'il forme un canal avec le vagin; que les membranes sont rompues; que les eaux s'écoulent et avant que la matrice reprenne son action.

D. Si l'accoucheuse arrive après ces phénomènes, que doit-elle faire?

R. Elle doit s'assurer de l'état du col utérin et agir selon les cas, s'il est dilaté; s'il ne l'est pas elle doit employer tous les moyens propres à obtenir la dilatation et principalement la bella-donna.

D. Quelle position doit-on donner à la femme?

R. Elle sera couchée sur le dos, les extrêmités inférieures, mi-fléchies, soutenues et écartées par des aides, et de manière à ce que le siège déborde le lit.

D. Qu'est-ce que le baptème de nécessité ou de prévoyance, et quand doit-on l'employer?

R. C'est ondoyer un enfant menacé de périr; cela se pratique avec la main ou une seringue en prononçant les mots : *Au nom du Père, du Fils, du Saint-Esprit*, et, autant que possible, avec de l'eau tiède.

Des positions contre nature.

D. Qu'entend-on par positions contre-nature?

R. Toutes celles dans lesquelles il faut manœuvrer pour terminer heureusement l'accouchement, soit que l'enfant présente l'une ou l'autre extrémité de l'ovoïde, soit l'une des régions du tronc, le bras ou la main.

D. Combien reconnait-on de positions?

R. Bien qu'on puisse faire une position particulière de chaque partie du fœtus qui se présente, nous en adoptons:

Pour le vertex........ 6 positions.
     le siège.......... 2
     les pieds........ 2
     les genoux...... 2.

Parce que, dans tous ces cas, la région postérieure du fœtus est dirigée à gauche ou à droite de la mère, et que, *toujours*, cette région postérieure de l'enfant doit être dirigée vers l'une ou l'autre des régions cotyloïdiennes du bassin, si elle ne l'est point, afin de pouvoir favorablement terminer l'accouchement.

Dans chaque région du *tronc* nous adoptons 2 positions, ce qui en donne 8 et seulement 4 *manœuvres*, puisqu'il n'y a qu'un changement de main à faire. Dans les premières positions, la tête répond à gauche du bassin de la mère, et dans les secondes, à droite.

D. Quelles sont les causes des mauvaises positions du fœtus?

R. La largeur outrée du bassin; la grande capacité de la matrice, son excessive obliquité; un grand volume d'eau amniotique; de grandes secousses chez la mère; les mouvemens actifs du fœtus.

D. L'eau amniotique en grande quantité peut-elle permettre à un fœtus peu développé de varier ses positions pendant le travail?

R. Ces cas sont rares à la vérité; mais on en a vu des exemples. Quand on se trouve en pareilles circonstances, le précepte est de chercher à saisir le moment d'une bonne position pour rompre la poche et par là fixer le fœtus.

Des Manœuvres quand le Fœtus est bien placé, et qu'un accident oblige de terminer l'accouchement.

D. Faites-nous connaître ces manœuvres.

R. Elles doivent varier selon que le vertex se présente, ou un des points de l'autre extrémité ovoïdienne.

De la position du vertex.

D. Comment doit-on agir dans la présentation du vertex?

R. En terminant l'accouchement avec le forceps et en prenant soin de faire parcourir au fœtus la ligne qu'il suit dans la parturition. Dans les cas d'accidens graves surtout, il faut préférer ce moyen parce qu'il est plus prompt, plus facile et moins dangereux. Mais si les accidens pressent et que l'accoucheur soit éloigné, l'accoucheuse se hâtera d'aller chercher les pieds et de terminer l'accouchement selon les règles qui vont être établies.

D. Décrivez ces règles pour le vertex.

R. Dans les bonnes positions de la tête, l'occiput est tourné à gauche ou à droite de la mère.

Dans le premier cas, on introduit la main gauche pour refouler la tête en haut et à gauche, pendant que de la main libre, placée sur le ventre et à gauche, on pousse à droite et qu'on y fait pencher la femme pour pelotoner le fœtus et rapprocher le pelvis du centre du détroit supérieur, tandis qu'on parcourt le côté gauche du fœtus, qu'on va saisir les pieds et qu'on les amène en deuxième position.

Si l'occiput est tourné à droite, on introduit la main de même nom, on exécute les mêmes manœuvres en sens inverse et on termine l'accouchement en première position des pieds.

De la présentation du siège.

D. Quelles peuvent être les positions du siège?

R. Le siège peut occuper le détroit supérieur, l'inférieur ou l'excavation.

D. Ces positions apportent-elles quelque différence dans les manœuvres de l'accouchement.

R. Si le siège est au détroit supérieur ou peu

descendu dans l'excavation, il est ordinairement facile à refouler pour convertir ces positions en une des pieds.

Descendu plus bas, l'enfant doit sortir en double.

D. Veuillez expliquer cette manœuvre dans la première position.

R. La position connue, on introduit la main gauche pour la placer sur le siège, le pouce en devant, et le refouler dans la fosse iliaque gauche, afin d'ouvrir un passage à la main qui va saisir et mener les pieds, pendant que de la main droite, placée sur l'abdomen, on pousse la matrice à droite pour rapprocher les extrémités inférieures du centre du bassin. Si l'on ne peut amener qu'un pied, on évitera avec soin de changer la direction du tronc, et on fixera le pied au moyen d'un lacq : le membre sorti guidera pour la recherche de l'autre pied, et l'on terminera l'accouchement comme dans la première position des pieds.

D. Décrivez la seconde position du siège.

R. Dans les directions du sacrum à droite du bassin, on agira de la main droite et on terminera l'accouchement en deuxième position des pieds. La manœuvre est absolument ici la même en sens opposé.

D. La manœuvre change-t-elle quand le siège est placé plus bas?

R. Dans ce cas, le refoulement ne peut avoir lieu et le fœtus doit sortir en double.

On facilite cette opération avec les indicateurs de chaque main, placés aux plis des aînes ; mais mieux vaut se servir des crochets-mousses.

De la présentation des pieds.

D. Dans cette présentation comment doit-on se conduire ?

R. Soit que les pieds se trouvent placés au détroit supérieur ou plus bas, on va les saisir avec la main droite si les talons sont tournés à gauche, et de la main gauche s'ils regardent à droite pour, dans le premier cas, terminer l'accouchement en première position, et dans le second, en deuxième.

D. Veuillez décrire ce mécanisme dans la première position des pieds.

R. Dans cette position, les talons répondent à la région cotyloïdienne gauche, etc.

Tout étant comme il a été dit ailleurs, l'accoucheuse doit aller saisir les pieds avec la main droite au-dessus des maléoles, en passant le doigt indicateur entre les deux jambes pour, par des tractions légères, amener les pieds hors de la vulve.

Dès que les jambes paraissent, on les couvre d'un linge fin ; on les saisit avec les mains correspondantes (les pouces allongés sur les molets), pour faire des tractions qui, par ce moyen, sont plus sûres, plus faciles et moins dangereuses. On avance les mains à mesure que les parties se présentent, et la hanche placée en arrière se

dégage en suivant l'axe vulvaire, aidée par l'élé.
vation des extrémités. La hanche placée en devant suit en imprimant un mouvement d'abais-
sement au fœtus.

D. Que doit-on faire après que le siège a
franchi la vulve ?

R. S'assurer de l'état du cordon ombilical
pour le relâcher et former une anse s'il est tendu.

On y parvient en tirant le cordon avec deux
doigts de la main gauche, après avoir soulevé
le fœtus vers l'aîne du même côté.

D. Quelle est la marche des épaules ?

R. Il arrive que le fœtus franchit le canal osseux un ou deux bras placés le long du corps;
mais ces cas heureux ne sont pas les plus
communs.

D. Quels sont donc les cas les plus fréquens ?

R. Trop souvent les bras sont relevés; les aisselles s'engagent diagonalement au lieu des épaules; arrivent aux plans inclinés, où elles font
leur rotation, qui les place selon le diamètre
antéro-postérieur.

C'est alors qu'il faut soutenir et relever le tronc
vers l'aîne droite avec la main gauche, porter
2 ou 3 doigts de la main droite au-dessus de
l'épaule qui est en arrière, pour la faire descendre, saisir le bras et le suivre jusqu'au pli,
le pouce allongé; et arrivé là, pour le diriger
par-devant la poitrine et dégager le coude en le
portant à gauche et en arrière, puis l'avant-bras
et la main.

D. Le bras droit dégagé que doit-on faire?

R. Le bras dehors, on le fixe le long du tronc et on soutient le tout avec la main droite.

La main gauche placée sur la hanche, qui est en devant, baisse le tronc et favorise singulièrement la sortie de l'épaule gauche qu'on amène ainsi que le reste de l'extrémité avec les précautions indiquées.

D. Les bras peuvent-ils se présenter autrement?

R. Oui, et il est essentiel de bien connaître leurs rapports avec la tête et le détroit abdominal, car il faut, si les bras sont hauts, attendre pour les saisir qu'ils soient plus bas; s'ils sont bas, entre le détroit et la tête, il faut refouler celle-ci pour dégager les bras.

Le bras peut aussi remonter le long du dos et se placer au niveau de l'épaule en travers ou bien à la nuque. Dans des cas aussi difficiles, il faut non seulement beaucoup d'adresse et de patience pour aller à la recherche du membre, pour le ramener à sa position naturelle par la route qu'il a suivie ou par un mouvement de rotation imprimé au corps du fœtus.

D. Quelle est la marche de la tête?

R. Pendant qu'on dégage les bras, la tête descend dans l'excavation, et n'est alors que peu ou point contenue dans la matrice, ce qui rend presque nulle l'action de ce viscère sur elle. Les muscles abdominaux et le diaphragme agissent presque seuls alors; c'est aussi pourquoi on engage la femme à pousser sans crainte et avec force, et qu'on termine l'accouchement si la femme manque d'énergie.

D. Comment faut-il terminer l'accouchement dans ce cas ?

R. Dans cette position, le menton se trouve au niveau de l'occiput et éloigné de l'axe du bassin. L'accoucheuse doit alors changer ces rapports ou cette manière d'être.

Pour parvenir à ce but, elle placera deux doigts de la main la plus à portée sur les côtés du nez ou du menton de l'enfant, deux doigts de l'autre main sur les régions mastoïdiennes, pour fléchir la tête par une pression inverse qui porte le menton en bas et l'occiput en haut. Sans bouger les doigts et soutenant l'enfant avec l'avant-bras gauche, l'accoucheuse imprimera un mouvement de rotation à la tête qui placera la nuque sous la symphise du pubis ; alors elle soulévera le fœtus et la nuque pivotera sous l'arcade pubienne, pendant que la face se dégagera et que, de la main gauche, l'accoucheuse soutiendra le périnée, etc. Toutes les positions de gauche seront ramenées à la première.

D. Veuillez décrire la deuxième position des pieds et son mécanisme.

R. Ici les talons répondent à la région cotyloïdienne droite, etc.

La manœuvre et le mécanisme, quoiqu'en sens opposé, sont les mêmes. On se sert de la main gauche dans toutes ces positions de droite qu'on réduit à la seconde.

D. Les genoux se présentent ils quelquefois ?

R. Oui, les genoux se présentent, mais rarement; et dans leur première position, la partie antérieure des jambes répond à la région cotiloïdienne gauche, etc.

D. Décrivez la manœuvre.

R. Quelle que soit la hauteur des genoux, on va les saisir avec la main droite pour les déployer, s'il se peut, et amener les pieds en première position. Dans le cas contraire, on laisse les genoux se dégager ou l'on aide avec les doigts ou un lacs passé au jarret gauche.

D. Décrivez la seconde position des genoux ?

R. Les rapports étant connus, les manœuvres sont les mêmes en sens opposé. Toutes les positions de gauche sont ramenées à la première, et celles de droite à la seconde.

Des manœuvres dans les mauvaises positions du Fœtus.

D. Quels sont les devoirs d'une accoucheuse avant de se livrer à la manœuvre ?

R. Elle doit se rappeler la forme que le fœtus occupe ordinairement dans la matrice; combien celui-ci présente de régions; s'assurer quelle est la région et le point de cette région qui se présente au centre de l'orifice utérin, et, enfin, savoir où répondent la tête, le siège et le ventre, afin de saisir et bien diriger le fœtus pour le pelotonner sur la région antérieure et l'extraire.

D. Qu'entend-on par version ?

R. On entend ici par version, l'opération par laquelle on amène l'une des extrémités de l'o-voïde au centre du bassin dont elle *est écartée*, soit pour l'y abandonner à la nature, soit pour l'extraire s'il y a accident.

D. Le choix de l'extrémité de l'ovoïde à amener est-il indifférent ?

R. L'accouchement par la tête étant le plus heureux et le plus facile, on amènera celle-ci aussi souvent que possible, si elle n'est pas la plus éloignée.

Si la tête est éloignée et le siège plus près, on amenera ce dernier.

D. Comment pratique-t-on les versions ?

R. La position de l'enfant connue, la femme placée et la main graissée, on l'introduit lente-ment, et comme il a été dit, dans la matrice en repos et qu'on fixe ou qu'on dirige avec la main libre placée sur le ventre.

D. Quelles sont les règles à suivre pour ramener la tête au centre du bassin?

R. La tête étant plus près (et quelle que soit la région de celle-ci qui se présente en bas) et si elle est placée à gauche de la mère, on introduit la main droite pour refouler la tête, passer quatre doigts au-dessus pour l'attirer en bas et la placer en bonne position. On se sert de la main gauche et la manœuvre est la même en sens opposé quand la tête est à droite.

D. Cette manœuvre réussit-elle toujours ?

R. Non, mais alors on porte la pomme de la main sur le haut de la poitrine, des épaules ou du dos, les doigts allongés, pour refouler le corps en haut, et faciliter la descente de la tête.

Cette version, ordinairement préférable, est très-difficile et fréquemment impossible, même pour la main la mieux exercée.

D. Décrivez les règles à suivre pour amener le siège au centre du bassin.

R. Ces règles sont les mêmes que celles que nous venons de poser pour la tête.

Des positions du Tronc.

D. Combien reconnaît-on de régions au tronc, et combien de positions ?

R. Les régions sont au nombre de quatre, dont une postérieure, une antérieure et deux latérales.

On reconnaît à chaque région deux positions : dans la *première*, la tête du fœtus répond au côté gauche du bassin de la mère; et dans la *seconde*, au côté droit.

D. Combien de manœuvres exerce-t-on sur chaque région ?

R. Une *seule*, car, soit dans la première ou seconde position, il n'y a qu'un changement de main à faire, la manœuvre étant la même.

Du choix de la main.

D. De quelle main agit-on dans les positions du tronc ?

R. Ce choix varie et doit être fait avec discernement. Ainsi, la tête est-elle plus près du centre du bassin que le pelvis (siège) et placée à gauche de la mère ? Agissez de la main droite et *vice-versâ*, si vous ne voulez que faire descendre la tête ou le siège, comme il a été dit, pour abandonner le travail à la nature. Le choix de la main sera le même si le siège est moins éloigné que la tête, qu'on veuille amener ce dernier, et s'il occupe les positions indiquées pour la tête.

Mais si un accident vient compliquer la position et qu'il faille terminer l'accouchement, alors le choix est tout autre et il est déterminé par la région latérale de l'enfant qui est dirigée *en arrière* ou *en bas* : c'est la main du même nom que la région indiquée, comme il va être dit.

Région postérieure du Tronc.

D. Comment pratique-t-on ces manœuvres dans la première position du dos ?

R. La tête est placée à gauche et en devant ; le siège à droite et en arrière ; le dos en bas ; le ventre en haut ; la région latérale droite en arrière et à gauche ; la gauche en devant et à droite

On introduit la main droite dans la matrice
(parce que le côté droit du fœtus est tourné
en arrière) : elle va refouler et pelotonner le
fœtus à droite, parcourir le côté qui répond
en arrière et rapprocher les fesses, puis les pieds ;
pour les saisir et les amener en première position; pendant ce temps on fait pencher la femme
à droite, et on dirige la matrice dans le même
sens avec la main libre placée sur le ventre.

D. Décrivez la deuxième position du dos.

R. La tête est placée à droite, le dos en bas
et le côté gauche en arrière, etc.

On opère de la main gauche, et c'est absolument la même manœuvre que la précédente;
mais en sens inverse.

D. Cette manœuvre est-elle toujours prati-
quable ?

R. Non, mais alors on tourne l'enfant sur
un côté et on se conduit comme dans ce cas.

Région antérieure.

D. Décrivez la manœuvre dans la première
position.

R. La tête répond à gauche; le côté gauche
en arrière, etc.

On se sert de la main gauche pour refouler
et aller saisir les pieds pour les amener en
deuxième position.

Dans les positions de la région antérieure du

tronc, on ne pourrait pelotoner l'enfant qu'en le forçant dans l'extension, ce qui pourrait tuer l'enfant par la distension de la moëlle épinière. Il faut donc, si l'on peut, agir sur la poitrine, refouler l'enfant, diriger la tête dans l'axe vertical de la matrice, aller chercher et mener les pieds, ou bien placer l'enfant sur une région latérale, etc.

D. Dans la deuxième position?

R. C'est en tout la même chose; mais en sens inverse.

Des régions latérales.

D. Décrivez la première position de la région latérale droite, et la manœuvre.

R. La tête répond à gauche et le côté droit en bas, etc.

On doit se servir de la main droite pour refouler l'enfant en haut, en avant; le pelotoner à droite, parcourir ce côté, rapprocher, saisir et amener les pieds en première position, pendant que de la main gauche, placée sur le ventre, on dirige l'enfant à droite, etc.

D. Décrivez la deuxième position latérale droite et la manœuvre.

R. La tête est placée à droite du bassin, le ventre en devant, etc.

On agit de la main droite, et la manœuvre est en tout semblable à la première, mais en sens opposé.

Présentation des Membres supérieurs.

D. Les bras dépendent-ils des régions latérales ?

R. Oui, sans doute, mais comme ici la manœuvre change, nous en faisons un article à part.

D. Le bras se présente-t-il seul ?

R. Le bras ou la main peuvent se présenter avec la tête, le siège, les diverses régions du tronc et les extrémités inférieures, mais ordinairement c'est avec l'épaule correspondante.

D. Quelles en sont les causes ?

R. Celles déjà énoncées pour tous les cas contre-nature et auxquelles on doit ajouter le peu de volume de la main, et la rondeur du moignon de l'épaule.

D. A quoi reconnaît-on la main et l'épaule ?

R. La main se distingue facilement du pied par la longueur des doigts, le défaut de talon, etc., et pour s'assurer à quel côté elle appartient, on a égard à la direction, et mieux au lieu où répond le pouce de la main sortie quand elle est placée de manière à ce que le dos réponde à la paume de la main de l'accoucheuse, le bout des doigts tournés du même côté : alors et si les pouces se correspondent, les *mains sont opposées ;* mais elles sont du *même nom,* si le pouce de l'un répond au doigt oriculaire de l'autre. L'épaule se distingue à la clavicule, à l'omoplate et à la rondeur du moignon.

D. Quels lieux cette extrémité peut-elle occuper ?

R. L'orifice de la matrice, le vagin et l'extérieur de la vulve.

D. Quelles sont les indications à remplir dans ces trois cas ?

R. Il arrive souvent que l'accouchement se termine assez facilement, quand la main s'engage avec la tête ou le siège; mais il est prudent, si on s'en aperçoit, de retenir la main avec un doigt, afin que la tête ou le siège s'engagent seuls.

Si le bras ou la main sont à l'orifice de la matrice, on refoule l'enfant et on va chercher les pieds comme il a été dit dans la présentation des régions latérales.

Quand l'une ou l'autre de ces parties est dans le vagin, on la refoule, ce qui est rarement possible, et, dans tous les cas, on va chercher les pieds, comme il a été dit.

Mais si la main est à portée placez un lacq au-dessus pour tenir le membre allongé le long du corps du fœtus, et allez chercher les pieds en passant la main à côté de la partie sortie, pour terminer l'accouchement d'après les règles établies pour les régions latérales.

D. Dans le cas de sortie et d'engorgement du bras et de l'épaule, que doit-on faire?

R. Refouler l'enfant et aller chercher les pieds, etc.; mais si l'enfant est mort, on fait l'embryologie. Ce cas est très grave.

Il peut arriver qu'une évolution ait lieu par les seules forces de la nature et que l'accouchement se termine par les pieds, ce qui est bien rare et sur quoi on ne doit jamais compter.

D. Y a-t-il quelques observations à faire dans la position du tronc?

R. Oui, dans les cas rares des positions directes des régions antérieures et postérieures, n'importe la main dont on se sert. On ne doit point perdre de vue que *toujours* et quand on termine l'accouchement, on doit diriger l'enfant et l'amener en première ou deuxième position.

De la délivrance contre-nature ou compliquée

D. Qu'est-ce que la délivrance compliquée?

R. Ordinairement la délivrance consiste dans le décollement du placenta par l'action utérine qui le détache, le roule et le pousse en dehors selon l'axe vulvaire, souvent sous la forme d'un cornet d'oublie. Mais il n'en est pas toujours ainsi, et des accidens viennent trop souvent compliquer cette fonction.

D. Quels sont ces accidens?

R. Ceux déjà indiqués dans les accouchemens contre-nature tels que l'hémorragie, les convulsions; la syncope, l'inertie de la matrice et le ressefrement de son col, à quoi il faut ajouter la rupture du cordon, l'accouchement composé, le volume du placenta, l'adhérence, le chatonnement, etc.

D. Que doit-on faire dans ces cas d'accidens?

R. On doit, en général, aller chercher le placenta pour l'extraire, puis employer les moyens déjà indiqués et propres à combattre chaque accident. Une injection d'eau froide à travers la veine ombilicale est un excellent moyen à employer.

D. Comment opère-t-on l'extraction du placenta retenu dans la matrice?

R. On s'assure, d'abord, par la direction du cordon du point d'insertion du placenta dans la matrice et, s'il est placé à gauche, on se sert de la main gauche, et *vice-versâ.*

La main est introduite dans la matrice d'après les règles déjà établies, et le long du cordon, si celui-ci n'a point été rompu. Est-il rompu? On reconnaît le placenta à sa mollesse, au poli de sa face fœtale, aux membranes et au manque de sensibilité.

Le placenta reconnu, on en parcourt la circonférence avec les doigts qu'on introduit entre ce dernier et la matrice si l'on trouve un point décollé, et l'on termine cette séparation avec précaution et sans violence. Si l'on ne trouve pas de décollement, on en pratique un dans le point le plus favorable. Mais, si l'adhérence du bord est forte et que le centre soit décollé et fasse bosse, on doit le déchirer, y passer la main pour terminer le décollement et pousser au-dehors le placenta et les caillots.

Enfin, s'il restait une portion du placenta, dont on n'aurait pu facilement détruire l'adhérence, on ferait des injections avec de l'eau d'orge miellée, une décoction de quinquina, etc., dans la matrice pour maintenir la propreté, et l'on donnerait des amers, pour prévenir l'assorption et la combattre, si elle avait lieu.

D. Que doit-on faire s'il y a plusieurs enfans ?

R. On lie le cordon dès le premier enfant sorti, pour prévenir une perte, s'il n'y a qu'un placenta ou si plusieurs communiquent entre eux. Tous les cordons sortis, on les réunit pour agir sur tous à-la-fois.

D. Que doit-on faire si le placenta est très-volumineux ?

R. Il faut éviter de le confondre avec un second enfant ou avec un renversement de matrice. On l'extrait s'il y a dilatation après l'avoir laissé se dégorger, ou après avoir obtenu la dilatation de l'orifice utérin.

D. Quelle est la marche à suivre dans l'avortement ?

R. Rarement on peut introduire la main dans ces cas pour aller chercher le placenta, mais s'il se présente, on le saisit avec les doigts ou la pince de levret pour l'extraire, ou on facilite sa sortie par des frictions, des injections et le seigle ergoté. Il n'y a de délivrance qu'après trois mois , puisqu'avant cette époque l'œuf sort en entier.

D. Qu'est-ce que l'adhérence du placenta?

R. On croit qu'elle est l'effet d'une inflammation qui unit, en partie ou en totalité, le placenta à la matrice.

D. Qu'entendez-vous par chatonnement du placenta , et que doit-on faire s'il a lieu ?

R. Le placenta est chatonné en tout ou en partie, s'il est placé dans un écartement des fibres de la matrice ou contenu dans une cavité formée par la contraction partielle de cet organe.

On l'extrait par des tractions sur le cordon , en dilatant l'entrée de la cavité, ou en détruisant les adhérences , selon les cas.

Description de quelques instrumens , et des cas où ils sont utiles dans les accouchemens.

DES LACQS.

D. Qu'est-ce qu'un lacq?

R. C'est une bande de fil ou de laine d'environ une aune et demi de longueur.

D. Quelle est son utilité ?

R. Il sert à amener les genoux dans quelques cas rares; mais plus souvent à fixer une main le long du corps de l'enfant, ou un pied pour favoriser le reste de la manœuvre et la rendre plus simple.

D. Qu'entend-on par levier?

R. On donne ce nom à une barre propre à vaincre une résistance, ou à lever un poids au moyen d'un point d'appui et d'une puissance, selon que le point d'appui est placé au milieu, à l'une ou l'autre des extrémités; le levier est du 1.ᵉʳ, du 2.ᵉ ou du 3.ᵉ genre.

Le levier des accoucheurs ressemble à l'extré-mité ou cueillère de l'une des branches du forceps emmanchée.

D. Quand est-il utile?

R. Toutes les fois que la tête ou les pelvis sont déviés et qu'on n'a pu les ramener en bonne position. On se sert ordinairement d'une des branches du forceps.

D. Qu'est-ce que des crochets-mousses?

R. C'est une tige d'acier dont le bout est plié en anse ou à angle presque droit, terminé en olive et auquel on a adapté un manche.

D. Dans quels cas emploie-t-on ces instru-mens?

R. Les crochets-mousses servent pour extraire le tronc qui ne peut avancer, quand la tête est dégagée pour amener le siège si la matrice et les doigts de l'accoucheuse ne suffisent pas, en les plaçant aux aisselles ou aux aînes. Ils sont utiles aussi, quoique rarement, pour faire des-cendre le menton ou les genoux, en accrochant la machoire inférieure avec un crochet et en les plaçant aux jarrets.

DU FORCEPS.

D. Qu'est-ce qu'un forceps?

R. C'est une espèce de pince articulée au milieu au moyen d'un pivot mobile et d'une mortaise qui s'y adapte. Désarticulé, l'instrument présente deux branches, et on nomme celle qui est parée d'un pivot *branche gauche*, et *branche droite* celle qui est munie d'une mortaise.

Chaque branche présente en devant une cuellère allongée, convexe en dehors, concave en dedans, un bord antérieur concave et un bord postérieur convexe, pour s'adapter à la forme de la tête de l'enfant, ainsi qu'à celle du bassin de la mère. Chaque cuillère est percée d'une ouverture nommée fenêtre, et les bords des fenêtres se nomment jumelles. Les extrémités postérieures du forceps sont enchâssées dans des manches, et peuvent former les crochets mousses et aigus.

D. Sur quelles parties de l'enfant peut-on appliquer le forceps?

R. La tête est l'unique partie sur laquelle on agit avec cet instrument.

D. Quelles sont les causes de l'application de cet instrument?

R. Les causes générales de l'application du forceps sont : une disproportion entre le bassin de la mère et la tête de l'enfant, et les accidens qui obligent de terminer l'accouchement; tels qu'une hémorragie, etc.

D. Veuillez indiquer les cas particuliers à cette application.

R. C'est 1.º quand le diamètre antéro-postérieur est réduit à trois pouces et demi ou un peu plus ;

2.º Dans les divers enclavemens ;

3.º Dans les positions de la face en bas, quand le front répond en devant et qu'on n'a pu changer cette disposition ;

4.º Quand le tronc est expulsé et que la tête de l'enfant ne peut l'être avec la main ;

5.º S'il y a hémorragie ou tel autre accident, si la tête est plus près du centre du bassin ;

6.' Dans le cas d'inertie de la matrice ;

7.º Si le bras s'engage avec la tête, que ces parties n'avancent pas, et qu'on ne puisse les repousser ;

8.º Dans le cas de décollement de l'enfant, la tête étant restée dans la martrice, et si l'on n'a pu l'extraire avec la main.

D. Quelles sont les parties de la tête sur lesquelles on peut appliquer le forceps ?

R. C'est sur les régions latérales et dans la direction du diamètre occipito-mentonnier, dans les positions directes et diagonales (obliques) du vertex. On doit suivre la même règle si on est obligé de l'employer quand le tronc est expulsé.

Dans l'enclavement, selon l'épaisseur ou si l'occiput répond sur l'un des côtés, on applique le forceps sur la face.

Des Accouchemens qu'on doit terminer avec des instrumens tranchans.

D. Quelles sont les causes qui font recourir à ces moyens ?

R. Toutes celles qui rétrécissent le bassin au point de ne pouvoir employer les instrumens mousses, et tout ce qui augmente le volume de l'enfant, et l'empêche d'être expulsé ou extrait.

D. Quel est le but qu'on se propose en général dans ces cas, et comment y arrive-t-on ?

R. Le but est l'extraction de l'enfant, et on l'obtient en élargissant le bassin, en diminuant le volume de l'enfant, ou en ouvrant une voie artificielle.

De la Symphiséotomie.

D. Quels sont les moyens d'élargir le bassin ?

R. C'est de séparer les os pubis en coupant les parties qui les unissent, ce qu'on nomme symphiséotomie.

D. Dans quels cas doit-on pratiquer la symphiséotomie ?

R. Quand la main ni le forceps n'ont pu terminer l'accouchement, et quand l'enfant est vivant; quand le diamètre antéro-postérieur du détroit supérieur n'a que deux pouces et demi à trois pouces à peu-près; quand le détroit inférieur est rétreci dans les diamètres obliques,

et principalement dans le transversal ; si la symphise est barrée ou allongée ; quand l'arcade
pubienne est étroite.

Il en est de même si une tumeur obstrue le
bassin ou que l'enclavement ait lieu dans l'excavation, sans qu'on puisse faire remonter la
tête ; quand le vice est dans le diamètre oblique
ou tranversal ; enfin, si la matrice se trouvait
enclavée dans la rétroversion, etc.

De l'opération Césarienne

(Gastro-Hystérotomie).

D. En quoi consiste cette opération ?

R. Par cette opération, on ouvre les parois
antérieures du ventre et de la matrice ; ou bien
le col de la matrice par le vagin, pour extraire
l'enfant et ses dépendances, contenues dans la
matrice. On nomme l'une *Césarienne abdominale*
et l'autre *Césarienne vaginale*.

D. Dans quels cas fait-on l'opération *césarienne abdominale ?*

R. Quand la femme enceinte de 7 mois est
morte.

Quand le bassin a moins de 2 pouces et demi
de diamètre.

Si le diamètre antéro-postérieur n'a que deux
pouces à 2 pouces et demi.

Si l'excavation ou le détroit inférieur sont très-
retrécis.

Si une tumeur dans le bassin ne peut être enlevée ni déplacée et que l'accouchement ne puisse avoir lieu.

Lorsque la matrice forme hernie, qu'elle a franchi la vulve et qu'elle ne peut se débarrasser.

Si des jumeaux sont unis, volumineux et le bassin vicié.

Dans une grande obliquité de la matrice; quand son orifice est très-élevé; que la parois de ce viscère est très-mince et est prête à se rompre.

Enfin, s'il y a prolapsus (descente) complète de la matrice; que la grossesse ait parcouru ses périodes, et que la matrice ne puisse expulser l'enfant.

D. Qu'est-ce qui oblige à pratiquer l'opération césarienne vaginale ?

R. L'état squirrheux ou cartilagineux du col de la matrice, ainsi que son oblitération, etc.

De la Gastrotomie.

D. Qu'est-ce que la gastrotomie ?

R. C'est une opération qu'on pratique quand la grossesse a son siège dans le ventre, et hors de la matrice. On la pratique encore, si l'enfant est passé dans le ventre à travers une déchirure de la matrice ou du vagin, et qu'on ne puisse l'extraire par la voie naturelle. Elle consiste à inciser les parois du ventre.

De l'Embriotomie.

D. Qu'entend-on par embriotomie ?

R. C'est une opération dans laquelle on coupe un fœtus contenu dans le sein de sa mère, pour l'extraire par morceaux.

On la nomme céphalotomie, quand on agit sur la tête seulement.

D. Quelles sont les causes qui exigent cette opération ?

R. Une maladie mortelle du fœtus, la mort de celui-ci, le refus de la mère pour qu'on agisse sur elle, et si le bassin conserve 3 pouces de largeur pour que les instrumens puissent jouer sans danger pour cette dernière.

APENDICE.

De l'Avortement.

D. Qu'est-ce que l'avortement ou fausse couche ?

R. Quoique ces mots fassent naître des idées différentes, ils expriment l'expulsion du produit de la conception jusqu'au septième mois. Cet accident est d'autant plus rare qu'on s'éloigne de la conception.

D. Quelles en sont les causes ?

R. Elles sont nombreuses. Une constitution forte, pléthorique ; faible, lymphatique, nerveuse ; les affections vives de l'âme, comme la joie, le chagrin, la peur ; l'excitation des parties sexueles, le coït souvent répété peu après la conception ; l'habitude de l'utérus, les maladies de la mère et les vices de ses organes génitaux ;

des saignées copieuses; des vices de l'œuf, ou la mort du fœtus; des coups, des chutes, etc.

D. Par quels signes cet accident s'annonce-t-il?

R. Quelquefois peu sensibles, il y a ordinairement malaise, écoulement glaireux ou sanguinolent par le vagin; douleur, frissons le long du dos et des lombes, pesanteur dans ces mêmes régions, ainsi que dans le bassin. Les seins se flétrissent, la face se décompose quelquefois; une perte de sang apparait, et le col utérin devient flasque ou dilaté.

D. Quel en est le pronostic?

R. La pratique ne prouve point que les suites soient plus graves que celles de l'accouchement, quoiqu'on en ait dit.

D. Peut-on prévenir l'avortement?

R. Oui, quelquefois. Mais pour y parvenir, il faut être appelé à temps et en bien reconnaître les causes.

Ainsi, à la constitution forte, pléthorique, on oppose la saignée, la diète, des boissons délayantes, des bains, un régime doux et peu nourrissant, le repos, etc.

D. Que doit-on faire si la femme est faible, etc.?

R. Quand la femme est faible, débile, épuisée par des excès, la misère, des chagrins, on lui conseille de bons restaurans, un peu de vin vieux rouge, une limonade vineuse pour boisson, de la rhubarbe et d'autres toniques amers.

Si la femme est irritable, nerveuse, les bains,

les calmans, les anti-spasmodiques conviennent, etc.

D. Quelle est la marche à suivre dans les cas de coups, de chutes ?

R. La saignée, la diète, le repos, les fermentations émolientes, etc., sont les moyens qu'on leur oppose.

Une perte se déclare-t-elle ? ayez recours aux moyens indiqués à l'article hémorragie. C'est ici que le tampon est principalement utile.

D. Dans les cas de non réussite que doit-on faire ?

R. Si malgré l'application des moyens employés dans chaque cas l'avortement se décide, il suit la marche de la parturition et, si la délivrance se fait attendre, on l'aide avec les doigts, la pince à faux-germe et mieux, en donnant du seigle-ergoté.

D. L'œuf est-il expulsé en partie ou en entier?

R. Pendant les deux ou trois premiers mois de la grossesse, il est ordinairement entier ; mais après cette époque, le fœtus s'échappe seul et se perd dans les caillots si l'on n'y avise. L'arrière faix sort plus ou moins long-temps après.

Des qualités d'une Accouheuse.

Il ne suffit point d'avoir acquis les connaissances dont nous avons parlé pour exercer l'art d'accoucher. Les qualités personnelles de celle qui se destine à l'exercice de cette science, forment un accessoire indispensable pour la pratiquer heureusement.

Ainsi, la personne qui aspire à exercer l'art dont nous nous occupons, doit être forte, adroite, compatissante, douce, complaisante, gaie, calme même au milieu des soucis. et de la crainte : elle doit avoir l'œil au bout du doigt, c'est-à-dire, savoir où en sont les choses par le toucher. Elle sera mise décemment, sans recherche, et pourra se permettre quelque plaisanterie dans l'intervale des douleurs., afin de distraire la malade des alarmes que celle-ci pourrait concevoir.

Après avoir énoncé ces qualités, complément de l'art, nous ajouterons que la *patience*, après le savoir, est la plus grande qualité de l'accoucheuse : c'est elle qui donne le temps de réfléchir, de juger si la nature, si prévoyante, agit bien ou mal, afin de lui abandonner le soin du travail dans le premier cas, et pour aller à son aide dans le second. *Que de maux et de malheurs la patience n'évite-t-elle pas !!!*

N'oubliez pas surtout, mes chères Elèves, qu'il est une probité médicale qui doit toujours présider à vos actions et même à vos pensées, que souvent le secret des familles est en vos mains et qu'alors l'indiscrétion est un crime ! Considérez le salut de la malade comme votre but unique, et préférez ce qui péut y concourir à toute considération personnelle.

DE LA SAIGNÉE.

D. Qu'est-ce que la saignée ?

R. C'est une opération par laquelle on ôte du sang des vaisseaux.

D. Comment divise-t-on la saignée ?

R. Elle se divise en *artérielle* et en *veineuse*. On la dit *générale* quand elle est faite avec la *lancette*, et *locale* si on emploie les sangsues ou les ventouses scarifiées : la saignée artérielle ne doit point nous occuper ici.

D. Quels sont les effets principaux de la saignée ?

R. De diminuer la quantité de sang, de rendre la circulation plus facile, l'excitation des solides moindre, et d'affaiblir l'individu.

D. Où pratique-t-on la saignée ?

R. On peut ouvrir toutes les veines apparentes du corps, mais l'usage est de saigner au pli du bras, au pied, au cou, et sur le dos de la main, si les veines du bras ne sont pas sensibles.

D. Peut-on ouvrir toutes les veines du pli du bras et celles qui l'entourent ?

R. Oui, toutes ; mais on doit éviter, autant que possible, celle derrière laquelle on sent les pulsations de l'artère, pour ne pas blesser celle-ci.

D. Veuillez indiquer l'appareil nécessaire pour faire une saignée ?

9

R. Il faut une ligature ou bande de drap rouge d'environ un mètre de longueur, une lancette, un vase pour recevoir le sang, au moins un aide, du taffetas gommé, une ou deux compresses, une bande de toile de la longueur de la première; un verre d'eau, du vinaigre, etc., en cas de syncope; une bonne lumière pour l'obscurité, et un vase avec de l'eau chaude pour la saignée de la main ou du pied.

D. Comment pratique-t-on la saignée du bras?

R. Le bras découvert, l'opérateur se fixe sur la veine qu'il veut ouvrir, après avoir reconnu la position de l'artère pour s'en éloigner. Cela fait, il place le milieu de la ligature trois travers de doigt au-dessus, pour ramener les bouts en devant et fixer la ligature en dehors et en arrière, par un nœud simple qui forme une rosette en haut.

Alors, il prend la lancette qu'il ouvre à angle un peu obtus, pour la placer entre ses dents le talon tourné du côté de la main qui doit agir. Il frictionne ensuite l'avant-bras de bas en haut pour faire grossir la veine, qu'il fixe avec le pouce de la main libre, tandis que de la même main il assujétit le bras, et que de l'autre, il saisit la lancette de manière à couvrir la charnière et la moitié de la lame avec le pouce et l'index.

D. Comment ouvre-t-il la veine?

R. Il doit l'ouvrir par une ponction verticale

à la veine, et le défaut de résistance, ainsi que le sang qui s'échappe ordinairement, lui font connaître que le vaisseau est ouvert et il retire l'instrument en en relevant la pointe, ou mieux en incisant du talon vers la pointe, pour augmenter un peu l'ouverture, et il pose la lancette.

La règle est d'ouvrir les gros vaisseaux selon leur *longueur*, les moyens *obliquement* et les petits *en travers*, mais ceux-ci roulent souvent devant la lancette.

D. Qu'est-ce qui se passe ensuite?

R. Le sang coule dans un vase en jet ou en nape, et on facilite sa sortie en donnant le lancettier à rouler dans la main ou en remuant les doigts; en tenant l'ouverture de la peau et de la veine parallèles et en coupant ou faisant rentrer le tissu cellulaire qui peut sortir par la plaie.

Dès que la quantité de sang sorti est suffisante, l'opérateur porte le pouce qui avait fixé la veine sur l'ouverture, enlève la ligature, nétoie le bras, s'il est taché de sang, rejoint les lèvres de la plaie avec le taffetas gommé seul, ou recouvert d'une compresse qu'on fixe avec une bande appliquée en 8 de chiffre.

D. Dans la saignée du pied et de la main, suit-on les mêmes règles?

R. Il n'y a point d'autre différence que celle de plonger la partie dans l'eau chaude pour faire gorger les vaisseaux. La bande se place aussi en **S** de chiffre, autour du talon ou du poignet.

D. Comment pratique-t-on la saignée du cou ?

R. Au lieu d'une bande, on place un cordon sur le trajet de la veine jugulaire externe et on le donne à tenir à un aide intelligent, ou bien, on le passe devant et derrière la poitrine pour le fixer sous l'aisselle du côté opposé, avec la précaution de le placer le plus bas possible pour comprimer la veine sans agir sur la trachée-artère.

Le malade penche alors la tête du côté opposé et l'on fait la ponction le plus bas possible, obliquant de bas en haut et d'avant en arrière, pour couper les fibres du muscle peaucier qui empêcheraient le sang de sortir. Le taffetas gommé est indispensable ici pour réunir les bords de la plaie. Un morceau d'sparadrap sert de même.

D. Dans ces opérations peut-il arriver d'accident ?

R. Oui, le sang peut s'extravaser dans le tissu cellulaire et former un trombus qui se résout ou s'abcède, ce qui est sans danger. Mais il n'en est pas ainsi de la lésion de l'artère brachiale et du tendon du muscle biceps, qui est grave, et toujours la faute de l'opérateur.

Des branches des nerfs musculo-cutané, et du cutané interne au bras; des saphènes au pied; et les rameaux antérieurs du plexus cervical au

cou, peuvent être lésés sans qu'il y ait de la
faute de celui qui opère, parce qu'il ne peut savoir où siègent ces nerfs, leur position n'étant
pas fixe.

D. A quoi reconnaît-on ces accidens et comment y remèdie-t-on ?

R. On reconnaît le trombus à une tumeur
violet foncé, placée au point de la piqûre. On
emploit les résolutifs ou les émoliens s'il y a
inflammation.

L'ouverture de l'artère se fait remarquer au
jet saccadé du sang, à la couleur vive de ce
fluide qui devient écumeux, mais surtout, à ce
qu'il cesse de couler quand on comprime l'artère
au-dessus de l'ouverture. Si un tel malheur ar-
rivait, il faudrait placer une pièce de monnaie
dans la compresse et fixer celle-ci sur l'ouverture
au moyen d'une bande, et appeler un homme
de l'art pour faire la ligature de ce vaisseau.

Dans les lésions des nerfs, une vive douleur
se fait sentir à l'instant, et l'on y remédie par
l'emploi des émoliens, des calmans, des narcotiques, et mieux par la section complète du
filet nerveux.

Enfin, dans la lésion du biceps il y a douleur
et flexion forcée de l'avant-bras. Dans ces cas,
aux émoliens, aux calmans et aux narcotiques,
on ajoute l'usage des eaux thermales et surtout
l'extension fréquente, forcée et progressive de
l'avant-bras sur le bras. Tous ces accidens exigent l'assistance d'un homme instruit.

DU COW-POX ou VACCINE.

D. Qu'est-ce que le cow-pox ou vaccine ?

R. C'est la petite vérole des vaches qui se fait remarquer sur le pis de ces animaux.

D. Quelles sont les propriétés de la vaccine ?

R. De préserver l'homme d'un fleau horrible : la petite vérole ! Cette découverte est inappréciable pour l'humanité.

D. Peut-on vacciner à tout âge ?

R. Oui, et le jour même de la naissance s'il y a épidémie variolique ; mais on choisit de préférence l'âge de trois mois et avant la dentition : on doit vacciner tout individu qui n'a point eu la variole et quel que soit son âge.

D. Indiquez-nous la saison la plus propice à la vaccination ?

R. On choisit le printemps et l'automne comme plus tempérés ; mais on le peut dans toutes les saisons avec l'attention de tempérer la trop grande chaleur ou le froid excessif.

D. Est-il besoin de préparation pour pratiquer cette opération ?

R. Non, si la personne jouit d'une bonne santé ; mais on s'abstient de vacciner pendant la dentition et dans un cas de maladie, s'il n'y a pas d'épidémie variolique.

D. Dans quelle partie du corps introduit-on le virus-vaccin ?

R. C'est ordinairement au bras, à moins de vouloir remédier à une tumeur, une dartre, etc., alors on opère sur ces parties.

D. Comment procède-t-on à cette opération?

R. Si le virus est sec, on le délaye avec une goutelette d'eau fraîche, et l'on y trempe la pointe de l'instrument, ce qu'on nomme *charger*.

Si c'est de bras à bras, on ouvre dans plusieurs points le bourlet du bouton du septième au huitième jour d'insertion, pour obtenir une partie du virus que contiennent les cellules ouvertes.

De quelque virus que la lancette, une aiguille, etc., soit chargée, on saisit le bras de la main libre pour le fixer et tendre la peau, pendant que, de l'autre main, l'opérateur tient la lancette chargée de virus, en porte la pointe obliquement entre l'épiderme et la peau, et la retire. Il est bon d'y laisser l'instrument un instant si le virus a été délayé ou s'il s'est desséché sur la pointe. Cette précaution est inutile si l'on opère de bras à bras, car alors l'absorption est très-rapide.

D. Doit-on faire plusieurs piqures, et est-il nécessaire qu'il y ait plus d'un bouton pour préserver de la variole?

R. Une seule piqure à chaque bras suffit, et un seul bouton garantit de la petite vérole. Cependant il convient de faire deux piqures à chaque bras en cas que l'une manque et afin de pouvoir propager la vaccine.

Une chose bien importante dans la pratique
de cette petite opération, c'est d'éloigner les piqures pour que les aréoles ne se réunissent point:
par cette simple précaution, on évite les accidens d'une forte inflammation et d'une fièvre
intense qui inquiètent les parens.

D. A quel âge la vaccine acquiert-elle toute sa
beauté et sa perfection?

R. Elle est plus belle chez l'enfant que chez
l'adulte et chez celui-ci que chez le vieillard;
mais elle est préservative chez tous.

D. Combien d'espèces de vaccine reconnait-on?

R. On en reconnaît de deux espèces; la *vraie*
qui préserve de la variole, et la *fausse* qui n'en
préserve pas, quoique les deux viennent de la
même source.

Tableau de la vraie ou bonne Vaccine.

D. A quoi reconnait-on ses véritables caractères?

R. A la fin du troisième ou au commencement du quatrième jour, après l'insertion du
virus, on remarque à l'œil et mieux au toucher
un point un peu rouge et élevé: c'est le bouton. Le cinquième jour il grossit seulement.

Le sixième, le bouton s'aplatit, s'élargit, se
creuse au milieu et devient argenté; l'aréole
commence.

Les septième et huitième jours tout se développe davantage. La pustule acquiert plus de diamètre, ainsi que l'aréole qui l'entoure.

Les neuvième et dixième jours les symptômes sont à leur plus haut degré d'intensité. La rougeur inflammatoire est plus vive, son diamètre d'environ deux pouces et les parties situées dessous engorgées. C'est ce dernier jour qu'il y a démangeaison, fièvre et engorgement des ganglions sous l'aisselle.

Le onzième jour le bouton flétrit, brunit; l'aréole pâlit, diminue et jaunit.

Les douzième et treizième, le bouton se dessèche, sa croûte noircit, devient puce et tombe du vingt-unième au vingt-deuxième, quelquefois un, deux ou trois jours plus tard.

La cicatrice qui reste est ronde, canelée, profonde, tachée de points noirs; elle ne s'efface jamais, mais elle devient moins caractérisée avec le temps, quoiqu'on puisse toujours la distinguer.

Tableau de la fausse Vaccine.

D. A quoi reconnait-on la fausse vaccine?

R. Le bouton est apparent le premier ou le second jour de l'insertion du virus.

Le troisième ou quatrième jour il est à son plus haut degré d'intensité. Il est pointu, jaunâtre, n'a qu'une seule cavité qui contient un fluide jaunâtre qui s'écoule en entier par une seule piqûre.

Ici le bouton n'a ni bourrelet, ni dépression, ni éclat argenté et ne dure au plus que huit jours.

D. Quelles sont les causes de la fausse vaccine?

R. Elles dépendent de ce que l'individu a eu la petite vérole, qu'il a été vacciné ou que le virus est vicié, ce qui le fait avorter.

Du Régime chez les Vaccinés.

D. Quel est ce régime?

R. De suivre en tout les habitudes ordinaires.

D. La vaccine est-elle accompagnée ou suivie quelquefois d'éruptions?

R. Oui, mais elles sont bénignes, durent peu de jours et n'ont besoin d'aucun remède.

FIN DU CATÉCHISME.

INDICATION

DE QUELQUES PLANTES USUELLES,

AVEC LEURS PROPRIÉTÉS

ET LES DOSES QU'ON DOIT EMPLOYER.

───────●◦◦◦●───────

Absynthe.

Cette plante, si commune dans nos jardins, est d'une grande utilité en médecine. Elle est vermifuge, stomachique, hépatique, fébrifuge, excite l'appetit, les digestions, et est efficace contre quelques leuchorées.

Mode d'administration. En poudre, 18 à 36 grains (1 à 2 grammes); en infusion à froid, dans un litre d'eau ou de vin d'une à deux onces (32 à 64 grains); l'extrait se donne par demi gros à un gros (2 à 4 grains); l'essence simple de la même manière, et la composée à plus petite dose. Le sirop se donne pur par cuillérées, ou d'une à deux onces (32 à 64 grains) dans une potion. On en fait des pastilles.

Anis.

Petite graine odorante originaire d'Egypte. Elle contient une huile volatil; est carminative, stomachique; excite les règles et les urines.

La dose est d'une à deux pincées, soit qu'on la mache, soit en infusion par tasse d'eau. On couvre ces graines avec du sucre.

Asperge.

Trés-recherchée pour la table, l'asperge est apéritive, porte éminamment aux urines (dieurétique). On l'emploie en infusion, en décoction ou en sirop par cuillérées. La dose pour tisane est de demi once (16 grains) et plus par litre d'eau.

Bardane.

La racine de cette plante est dépurative et sudorifique. On l'emploie contre les maladies de la peau, etc. La dose est de demi once à une once (16 à 32 grammes) par litre d'eau en décoction. Les feuilles en décoction et le suc mêlé à l'huile fournissent un bon détersif pour les ulcères anciens.

Camomille.

Sa fleur pousse à la peau et aux urines. On l'emploie avec succès dans les coliques flalulentes de l'estomac, les affections spasmodiques, les fièvres, etc., etc.

La dose en poudre est de demi gros à un gros (2 à 4 grammes); en infusion théiformé d'une pincée par tasse à 4 onces par litre d'eau. La décoction sert en lavemens; le suc se donne d'une à trois cuillérées à café par jour et on augmente peu à peu jusqu'à trois cuillérées à bouche. L'huile seule ou mêlée avec du laudanum est très-utile contre les douleurs.

Capillaire.

Cette plante est commune. Elle est béchique et pectorale. On la donne en infusion théiforme sucrée ou mêlée avec du sirop. La dose est de deux bonnes pincées, et plus pour un quart de litre d'eau.

Centaurée petite.

On l'emploie en infusion ou en décoction, comme amer, stomachique, vermifuge, fébrifuge, désobstruant et tonique. Une bonne pincée par tasse d'eau.

Cerfeuil odorant.

C'est un diurétique puissant employé en infusion et en décoction. Nous l'employons avec avantage comme anti-laiteux. La dose pour boisson est de demi once à une once (16 à 32 grammes) dans un litre d'eau. Nous nous trouvons bien aussi d'une forte décoction dans du lait et en fumigation pour apaiser les douleurs hémoroïdales.

Chicorée sauvage.

La chicorée est apéritive, atténuante, hépatique et désobstruante. On la donne en infusion, en décoction seule ou dans des apozèmes à des doses variables (de 4 feuilles à une ou deux poignées par litre d'eau.) Le suc se donne d'une à deux onces (32 à 64 grammes) pur, mêlé avec du petit-lait ou édulcoré. Son sirop, composé de rhubarbe, est très-employé comme purgatif chez les jeunes enfans.

Chiendent.

Cette racine très-commune est dieurétique, apéritive, nourrissante, rafraîchissante et délayante en décoction. La dose est de demi once à une once 16 à 32 grammes) par litre d'eau.

Consoude (grande).

Sa racine est astringente, vulnéraire. On l'emploie en décoction de demi once à une once (16 à 32 grammes) dans demi litre d'eau, pour arrêter une hémorragie, la diarrhée, etc.

Douce-amère.

La douce-amère est dépurative, dieurétique et porte à la peau. On donne les feuilles et les sommités en infusion par pincées; les tiges en décoction à la dose de demi once à deux onces (16 à 64 grammes) dans deux litres d'eau. On la conpe avec du lait ou on l'édulcore.

Fenouil.

Ce végétal est apéritif, aromatique, échauffant, carminatif, porte aux urines et aux règles. La racine, les feuilles et les graines s'emploient en décoction et en infusion. La dose est d'une pincée à une once dans une tasse à un litre d'eau. La décoction et l'eau distillée donne de la force aux yeux.

Fougère.

La racine de cette plante, soit mâle ou femelle, est vermifuge. On la donne en poudre à la dose de demi gros à deux gros (2 à 8 grammes) dans de la confiture, etc. La décoction se fait de demi once à une once (16 à 32 grammes) dans un litre d'eau.

Fraisier.

Ses racines sont rafraîchissantes et dieurétiques en infusion et en décoction. La dose est de demi once à une once (16 à 32 grammes.)

Fumeterre.

Toutes ses parties s'emploient en infusion, en décoction et en suc, comme apéritifs, fondans, dépuratifs, désobstruans, et portant à la peau La dose est de 2 gros à une once (4 à 32 grammes.) On mêle souvent le suc avec d'autres.

Guimauve.

Cette plante, très-commune et très-employée en médecine, contient beaucoup de mucilage dans sa racine et ses fleurs. Elle est adoucissante, pectorale, etc. On emploie les fleurs en infusion, la racine en décoction, et l'on en fait du sirop, de la pâte, et leur usage est connu de tout le monde. La mauve a les mêmes propriétés et s'emploie aussi à l'intérieur et à l'extérieur.

Houblon.

Les propriétés de cette plante, qu'on trouve dans nos haies, sont dépuratives, dieurétiques, désobstruantes, hépatiques, anti-scrophuleuses.

On emploie les tiges en décoction de demi once à une once (16 à 64 grammes) par litre d'eau; les fleurs en infusion se donnent d'une pincée à demi once (16 grammes) dans une ou deux tasses d'eau.

Laitue.

La laitue est calmante, anti-spasmodique et rafraî-

chissante. On emploie ses feuilles en infusion et
en décoction ; son eau distillée entre dans les
potions.

C'est de cette plante qu'on retire la thridace qui
a les propriétés de l'opium sans en avoir les inconvéniens.

Lavande.

Cette plante est tonique et aromatique. On en
fait rarement usage à l'intérieur, quoiqu'elle puisse
être utile dans les mêmes cas que la Sauge et le
Romarin.

On l'emploie en infusion théiforme. L'huile es-
sentielle sert en frictions dans les douleurs et les
faiblesses. La teinture alkoolique d'un à deux gros
(2 à 4 grammes) dans une potion. On en fait du
vinaigre dit de lavande par infusion.

Lierre terrestre.

Plante commune, rampante, dont la feuille est
employée comme béchique et pectorale, en infusion, d'une pincée par tasse ou deux gros à demi
once (4 à 8 grammes) dans demi litre d'eau.

Mélisse.

Elle est utile contre les maux de tête (cephalalgie) les affections nerveuses et hystériques, porte
aux règles. On la donne en infusion théiforme plus
ou moins forte.

Menthe poivrée.

Les Menthes sont toutes stomachiques, digestives,
portent aux règles (emménagogue). Elle fait bien
dans l'hypocondrie nerveuse, l'hystéricie ; les gaz

intestinaux, les vomissemens nerveux, etc. La poivrée est celle dont on fait le plus d'usage.

On l'emploie en infusion plus ou moins forte
dans l'eau ou le vin. L'eau distillée et le sirop
entrent dans des potions; on en fait des pastilles, etc.

Morelle noire.

Cette plante s'applique en cataplasme sur les
tumeurs et les plaies ou ulcères douloureux.

Mousse de Corse.

Cette plante a une réputation méritée et soutenue
comme vermifuge.

On l'administre dans des confitures, des gâteaux,
en sirop, en infusion dans du lait et de l'eau.

La poudre se donne de 12 à 30 grains (6 à 15
décigrammes); en sirop pur, par petites cuillerées;
et en potion, d'une à deux onces (32 à 64 gram.);
en infusion, sur quatre onces d'eau bouillante,
d'une pincée à demi once (2 à 8 grammes); en
décoction, *idem*.

Nénufar (volet blanc.)

Plante aquatique, légèrement narcotique, qui
calme les désirs vénériens. On donne ses fleurs en
infusion théiforme, sucrée, d'une pincée et plus
par tasse d'eau. La dose du sirop est d'une à deux
onces (32 à 64 grains.)

Oranger.

Les feuilles et les fleurs sont toniques et anti-
spasmodiques; le fruit doux et rafraîchissant.

10

On en fait un grand usage dans toutes les affections nerveuses. En infusion, dans demi litre d'eau bouillante, de 2 à 6 feuilles; en décoction, dans la même quantité d'eau de 30 à 60 feuilles sèches qu'on réduit à deux tiers et qu'on mêle avec du sucre, du chocolat, du vin, etc. Les fleurs se donnent en infusion dans l'eau ou le vin; le sirop d'une à deux onces (32 à 64 grammes) dans une potion. Le fruit est mis en une espèce de limonade qu'on nommé orangeade, etc., etc.

Orge.

Pour l'employer en médecine, on fait subir à cette graine trois préparations. On la dépouille de sa bale, on lui donne la forme et le luisant d'une perle et on la mout grossièrement, d'où elle tire les noms d'orge *mondé*, *perlé* et *grué*.

Elle est d'un grand usage comme rafraîchissante et désaltérante dans les rhumes et autres inflammations, ou maladies aigues. On met un ou deux gros de graine (4 à 8 grammes) par litre d'eau et l'on jette la première. On en prépare des bouillies et du sucre dit sucre d'orge.

Oseille.

Cette plante, dont on fait un grand usage dans la cuisine, est acide et rafraîchissante.

Palma-Christi, Ricin

L'huile qu'on extrait de la graine de cette plante est vermifuge et purgative. Pure, cette huile est visqueuse, ordinairement épaisse et peu sapide. Associée à l'éther sulfurique, elle fait bien contre le tœnia.

La dose est d'une cueillerée à café, comme vermifuge chez les enfans; de demi once à deux onces (16 à 64 gram.), comme purgatif, selon l'âge. On le mêle avec du thé, du bouillon léger, l'eau de menthe, d'oranger, etc.

Pariétaire.

Plante apéritive, diurétique. On l'emploie en infusion et en décoction dans l'eau, à la dose de demi once à une once (16 à 32 gram.), par demi litre.

Patience.

Cette plante contient beaucoup de soufre. Sa racine est employée en décoction, d'une à six onces (32 à 192 gram.) dans un litre d'eau. La feuille fraîche entre dans les sucs et les apozèmes. Elle est dépurative et très-utile dans les maladies de la peau.

Pavot-coquelicot.

Ses fleurs sont pectorales, diaphorétiques (portent à la peau) et calmantes. On en fait usage avec succès dans les catarrhes commençans, les maux de gorge, etc., en infusion théiforme qu'on édulcore avec du sucre ou du sirop.

Persil.

Toute la plante est éminemment apéritive, détersive et diurétique chaud. Elle résout le lait dans

les mamelles , et on en use en tisane et en cataplasme , cuit ou pilé.

Pissenlit.

Il est rafraîchissant , apéritif, diurétique (porte
aux urines), en infusion et en décoction plus ou
moins forte. Il entre dans les sucs et les apozèmes.

Plantains.

L'eau distillée et la décoction de leurs feuilles est
tonique et astringente. On l'emploie contre les inflammations des yeux.

Réglisse.

La réglisse croît dans nos montagnes. Sa racine
jaune , sucrée , est béchique , pectorale , apéritive et
désaltérante , en infusion , en décoction et en suc
épaissi , comme dans cet exemple , tiré de Geoffroy :
Prenez une poignée d'orge entier et lavé , faites
bouillir dans deux litres d'eau , faites réduire au quart
par l'ébullition ; ajoutez un gros (4 gr.) de réglisse
ratissée et concassée , faites bouillir et retirez dès qu'il
y aura écume. On peut y mêler du vin , de l'eau-de-
vie , etc.

Romarin.

Cette plante a les mêmes propriétés que la sauge
(*Voyez sauge*).

Roseau.

La racine et le bas des tiges de cette plante sont

diurétiques en décoction. On en fait vulgairement usage pour faire perdre le lait. La dose est une à deux onces par litre d'eau (32 à 64 gr.)

Saponaire.

Cette plante est apéritive (facilite les sécrétions et les excrétions des urines), calmante, diurétique (porte aux urines), fondante. On l'emploie avec succès contre les dartres furfuracées, squammeuses, les maladies des voies urinaires, quand la syphilis résiste au mercure. Elle est très-énergique et n'est pas assez employée.

Sauge.

Plante échauffante, tonique, stomachique et aphrosidiaque (qui excite l'appetit vénérien)

On l'emploie en médecine contre la paralysie, le tremblement des membres, etc., en infusion et en décoction, à des doses variées; on la mâche ou on l'infuse aussi dans le vin.

Sureau.

La seconde écorce, les feuilles, les fleurs, les baies et le rob, sont employées en médecine dans beaucoup de cas. L'écorce contre l'hydropisie ; les feuilles sont purgatives; les fleurs portent à la peau, sont diseussives, atténuantes et sont très-utiles dans les affections de poitrine, etc.; les baies sèches contre l'hydropisie. Le rob est atténuant, tonique et diurétique.

L'écorce se donne en décoction de demi once à une once (16 à 32 gram.) dans un litre d'eau ;

on use peu de la feuille ; les fleurs, en infusion
ou décoction plus ou moins fortes, sont employées
avantageusement contre les rhumes ou catarrhes
commençans ; les baies contre l'hydropisie, ainsi
que le rob.

Tilleul.

Les fleurs de cet arbre sont calmantes et anti-
spasmodiques, etc. On en fait usage dans toutes les
affections nerveuses, en infusion plus ou moins
forte. L'eau distillée entre dans les potions.

Valériane Sauvage.

La racine de cette plante se donne en poudre à
la dose de six à dix grains et plus dans les maladies
nerveuses, comme tonique et anti-spasmodique.

PRESCRIPTIONS
PHARMACEUTIQUES.

———✦———

Les Formules que nous plaçons ici nous paraissent être sans inconvéniens entre les mains de nos Elèves, et au contraire très-utiles quand on doit faire perdre le lait, combattre des accidens vermineux, nerveux, une hémorragie, une syncope, ou donner du ton, chez les Femmes enceintes ou en couche.

FORMULES PURGATIVES.

———

Prenez : Follicules de séné deux ou trois gros (8 à 12 gram.); faites infuser dans une tasse d'eau bouillante ou d'oseille.

Ajoutez et faites dissoudre : manne en sorte deux onces (64 gram.); sulfate de soude, deux gros à demi once (8 à 16 gram.), passez. — A prendre en une fois.

Autre.

Prenez : Huit ou dix pruneaux, faites bouillir dans huit ou dix onces d'eau et réduisez de moitié; jetez y follicules de séné demi once.

Laissez refroidir, passez. — A prendre en une fois. On peut y ajouter une cuillerée à café de jus de citron.

Autre.

Dans une livre de tisane de chiendent, de cerfeuil,

on fait souvent dissoudre un ou deux gros (4 à 8 gram.) de sulfate de soude, de magnesie, etc., pour boisson ordinaire, ce qui dégoûte souvent les femmes. Une dissolution de demi ou trois quarts d'once d'un de ces sels, dans un verre d'infusion de chicorée sauvage, donné une ou deux fois par semaine, nous a paru mieux faire, dans la pratique chez les femmes après les couches, quand on doit faire perdre le lait.

Autre.

L'huile de ricin donné comme purgatif, à la dose de demi once à deux onces (16 à 64 gram.) mêlée à du bouillon léger, à l'eau de menthe poivrée, etc., est un très-bon purgatif.

FORMULES VERMIFUGES.

Prenez : Une infusion d'absinthe, de feuilles de pêcher, de menthe ; une décoction de racine de fougère (plantes qu'on trouve sous la main à la campagne), une décoction de mousse de Corse, etc., pour donner pure et par cueillerée. On peut y ajouter du jus de citron, de limon, ou de l'éther, à la dose de demi gros (2 gram.) par demi litre.

Les sirops purs de chicorée, d'absinthe, de fleurs de pêcher, de limon, d'ail, etc., sont vermifuges, et s'administrent par cuillerées, chez les enfans, à la dose d'une ou deux onces (32 à 64 gram.). L'huile de ricin, prise à petite dose, est un excellent vermifuge.

On peut mêler à ces sirops de l'éther, etc.

Potion vermifuge.

Prenez : Eau de fougère mâle, quatre onces (128

gram.) ; sirop d'absinthe, une once (32 gram.) ; éther sulfurique, deux gros (8 gram.) ; mêlez.

On la donne par cueillerées.

Autre.

Prenez : Eau de menthe-poivrée, quatre onces (128 gram.) ; sirop de fleurs d'oranger, de limon, de chaque une once. Mêlez.

Lavement vermifuge.

Prenez : Racine sèche de fougère mâle, quatre onces ; faites bouillir dans une chopine d'eau avec une ou deux petites gousses d'ail. Passez : ajoutez huile d'olive, une cuillerée.

FORMULES CALMANTES.

Prenez : Eau de tilleul ou de laitue, quatre onces (128 gram.) ; sirop de fleurs d'oranger, une once (32 gram.) ; d'éther, une once.

On donne les potions par cuillerées plus ou moins rapprochées.

Anti-spasmodiques.

Prenez : Eau de laitue, quatre onces (128 gram.) ; sirop de fleur d'oranger, une once (32 gram.) ; gouttes anodines d'Hoffmann, dix-huit à vingt.

On peut remplacer la liqueur d'Hoffmann par une once de sirop de thridace ; ou demi once à une once de sirop de pavot.

FORMULES ASTRINGENTES.

Prenez : Racine de grande consoude, demi once ; faites bouillir un peu dans eau, un litre ; ajoutez-y eau de Rabel, un gros, ou de bon vinaigre, une ou deux onces, pour boisson ordinaire.

On donne l'extrait de ratanhia en pillules, à la dose de demi gros à un gros par jour.

FORMULES TONIQUES.

Le vin rouge, vieux et généreux, est un excellent tonique.

Prenez : Vin rouge, une livre (1 chopine); canelle, demi once (16 gram.); sucre, quatre onces (128 gram.); faites infuser sur de la braise pendant trois heures. On le donne par deux cuillerées.

Autre.

Prenez : Vin rouge, une chopine; teinture de canelle, un gros et demi (6 gram.); mêlez.
On le donne comme ci-dessus.

Manière de nourrir les Enfans quand ils peuvent prendre autre chose que du lait.

Vers le sixième mois, l'enfant a ordinairement besoin qu'on ajoute au lait de sa nourrice, et voici les moyens qu'on emploie :

La mie de pain bouillie dans du bouillon gras, et mieux, la croûte rapée et réduite en bouillie, est une excellente nourriture.

La farine de froment torréfiée (cuite à sec), le vermicel, la semoule, le maïs bien cuit avec du lait en bouillie, ou en crème bien cuite, font une bonne nourriture, ainsi que la fécule de pomme de terre. Nous pouvons en dire autant de la farine de riz, de larow-root, du salep, etc. La farine de froment, si on n'en détruit pas le gluten par la torréfaction, est le moindre de ces alimens pour l'enfant et lui nuit beaucoup.

De l'engorgement des seins d'une Nourrice, connu sous le nom de poil.

Si cet engorgement est lent à se former et bosselé, il est bénin et guérit facilement par des frictions avec un mélange d'un jaune d'œuf, ou d'une once d'huile, avec demi gros d'ammoniaque.

Mais si l'engorgement est rapide, la peau rouge, la douleur vive, le pouls haut, etc., on doit avoir recours aux saignées générales et locales, à la diète, aux cataplasmes émolliens, aux lavemens de même nature, ainsi qu'aux boissons délayantes. Appelez de bonne heure pour ouvrir profondément l'abcès, s'il s'en forme.

Des gerçures aux Mamelons.

On combat facilement ces affections douloureuses, en faisant cesser l'enfant de prendre le sein et en se faisant têter par une autre personne.

En lavant les gerçures avec parties égales d'eau de chaux et d'huile, avec une solution d'un grain de nitrate d'argent dans une once d'eau distillée, ou l'usage d'un mamelon préparé.

De l'usage des Pessaires.

La chute du vagin et de la matrice (prolapsus) entraînent après elles des infirmités graves, et trop souvent causées par des manœuvres inconsidérées pendant l'accouchement.

On remédie à ces infirmités par l'usage d'un morceau d'éponge qui sert de bouchon, et bien mieux, en plaçant un pessaire de gomme élastique dans le vagin, et qu'on maintient par un ruban passé dans les trous de la canule et qu'on fixe à une ceinture.

Pour bien placer un pessaire, on fait situer la femme sur le dos et l'on suit les règles comme pour le toucher. Les pessaires en forme de bilboquet sont préférables. Il est inutile de recommander la plus grande propreté à la femme.

FIN.

TABLE DES MATIÈRES.

CHAPITRE II.

Des parties molles.

Des parties molles internes.

Des organes d'expulsion de l'enfant.

De la grossesse.

Des grossesses qui ont lieu hors de la matrice (extra-utérines.)

Hygiène des femmes enceintes.

Du toucher.

CHAPITRE V.

Du Fœtus à terme considéré sous le rapport de l'accouchement.

Des dimensions du fœtus sous le rapport des accouchemens.

CHAPITRE VI.

De l'accouchement et de ses phénomènes.

De chaque phénomène en particulier.

Des devoirs à remplir près d'une femme qui réclame les soins d'une accoucheuse.

Des accouchemens naturels ou parturition.

Du mécanisme dans la parturition.

ORDRE III.e

Accouchemens contre-nature.

DE LA SAIGNÉE.

DE LA VACCINE.

De la vraie et bonne Vaccine.

De la fausse Vaccine.

INDICATION DE QUELQUES PLANTES.

PRESCRIPTIONS PHARMACEUTIQUES.

ERRATA.

Page 27 , lig. 13 , pelnimètre , lisez : *pelvimetre.*
   31   13 , en devant et en arrière , lisez : *l'une en*
                     devant et l'autre en arrière.
   76   17 , du col utérin rend , lisez : *rendent.*
   80   11 , un piquet , lisez : *un piqué.*
   81   11 , la vulve , lisez : *la valve.*
   95   22 , le volume , lisez : *son volume.*
  127   5 , fermentations , lisez : *fomentations.*
  139   15 , 2 à 4 grains , lisez : *2 à 4 grammes.*
  140   9 , 16 grains , lisez : *16 grammes.*
  145   25 , 32 à 64 grains , lisez : *32 à 64 grammes.*
  157   17 et 18. Cauxaux , lisez : *Coxaux.*
  158   5 , cauxo-femorale , lisez : *coxo-femorale.*

Pau, Imprimerie de E. VIGNANCOUR.

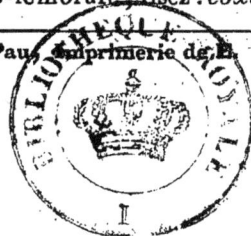

Principales Figures de Géométrie

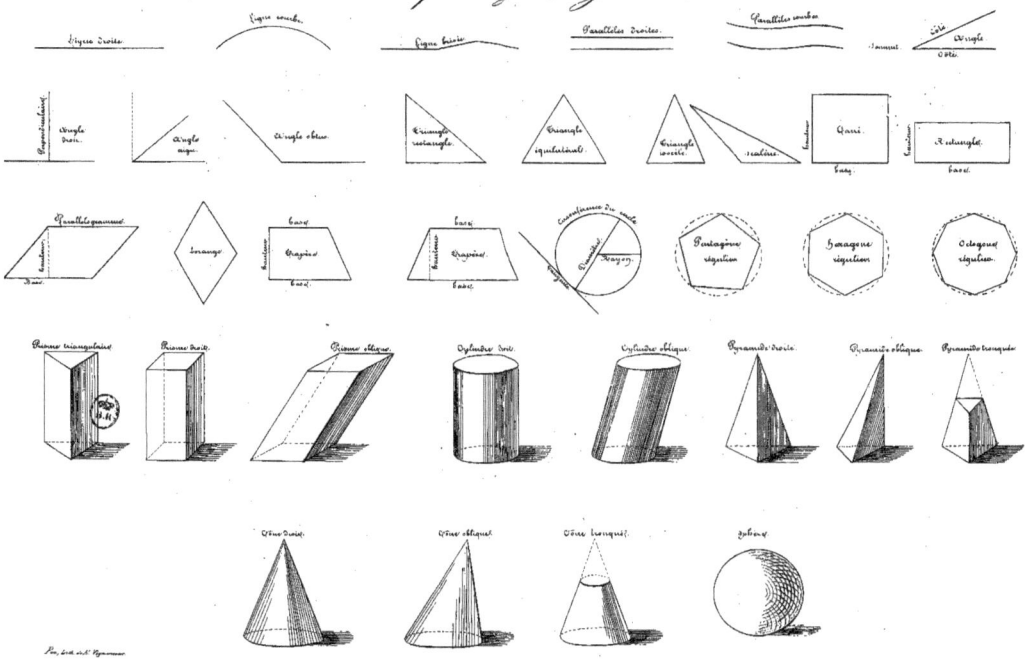

Ligne droite. — Ligne courbe. — Ligne brisée. — Parallèles droites. — Parallèles courbes. — Sommet. — Côté. — Angle.

Perpendiculaire. — Angle droit. — Angle aigu. — Angle obtus. — Triangle rectangle. — Triangle équilatéral. — Triangle isocèle. — Triangle scalène. — Carré. — Rectangle.

Parallélogramme. — Losange. — Trapèze. — Trapèze. — Circonférence du cercle. — Diamètre. — Rayon. — Pentagone régulier. — Hexagone régulier. — Octogone régulier.

Prisme triangulaire. — Prisme droit. — Prisme oblique. — Cylindre droit. — Cylindre oblique. — Pyramide droite. — Pyramide oblique. — Pyramide tronquée.

Cône droit. — Cône oblique. — Cône tronqué. — Sphère.